全民"慧"吃指导手册

丁钢强　主编

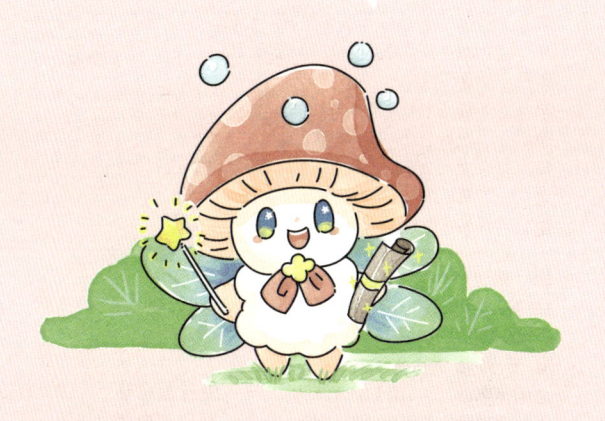

中国人口与健康出版社
China Population and Health Publishing House
全国百佳图书出版单位

图书在版编目（CIP）数据

全民"慧"吃指导手册 / 丁钢强主编 . -- 北京：中国人口与健康出版社 , 2025.4. -- ISBN 978-7-5238-0316-5

Ⅰ . R151.4-62

中国国家版本馆 CIP 数据核字第 20252GB903 号

全民"慧"吃指导手册
QUANMIN "HUI" CHI ZHIDAO SHOUCE

丁钢强　主编

责 任 编 辑	刘梦迪
责 任 设 计	侯　铮
责 任 印 制	任伟英
出 版 发 行	中国人口与健康出版社
印　　　刷	天津中印联印务有限公司
开　　　本	880 毫米 ×1230 毫米 1/32
印　　　张	5.5
字　　　数	100 千字
版　　　次	2025 年 4 月第 1 版
印　　　次	2025 年 4 月第 1 次印刷
书　　　号	ISBN 978-7-5238-0316-5
定　　　价	39.80 元

微　信　ID	中国人口与健康出版社		
图 书 订 购	中国人口与健康出版社天猫旗舰店		
新 浪 微 博	@ 中国人口与健康出版社		
电 子 信 箱	rkcbs@126.com		
总编室电话	（010）83519392	发行部电话	（010）83557247
办公室电话	（010）83519400	网销部电话	（010）83530809
传　　　真	（010）83519400		
地　　　址	北京市海淀区交大东路甲 36 号		
邮　　　编	100044		

版权所有·侵权必究

如有印装问题，请与本社发行部联系调换（电话：15811070262）

编委会

主　　编　丁钢强

副 主 编　王志宏　姜红如

编　　者　赵博雅　李惟怡　李方园　王柳森
　　　　　　郝丽鑫　陈黎黎　刘梦冉　唐小哲

科学顾问　徐　娇　王惠君　黄　建　章荣华
　　　　　　杨　敏

序

近年来，我国在营养健康科普领域取得了显著进展。2024年12月最新修订通过的《中华人民共和国科学技术普及法》明确指出，开展科普，应当以人民为中心，坚持面向世界科技前沿、面向经济主战场、面向国家重大需求、面向人民生命健康，采取公众易于接触、理解、接受、参与的方式。此外，2022年9月中共中央办公厅、国务院办公厅印发的《关于新时代进一步加强科学技术普及工作的意见》，以及2024年5月国家卫生健康委办公厅印发的《中国公民健康素养——基本知识与技能(2024年版)》，均体现了政府对健康科普工作的高度重视与支持。

当前，随着生活水平的提高，公众对营养健康的需求日益增长，关注度不断提升。虽然我国居民营养状况已得到明显改善，但营养不足、微量营养素缺乏与营养过剩并存的问题依然突出，并导致肥胖及其相关慢性病的高发。更为关键的是，我国成年居民营养健康知识知晓率仍然较低，仅为18.3%，特别是在食物特点和营养价值、营养与疾病关系、营养配餐及科学选

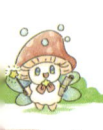

购健康食品等方面存在明显认知不足。因此，广泛且有效地传递权威、专业、有针对性的营养健康知识和技能对于促进全民健康至关重要。

鉴于此，本书应运而生，旨在围绕我国居民当前面临的主要营养健康问题、日常关注的营养健康热点话题及常见的知识误区，采用一问一答、图文并茂的形式，按食物类别进行逐一解答。本书以通俗易懂的语言，深入浅出地阐释营养健康知识，便于公众理解与实践，从而成为一本集科学性、实用性、指导性于一体的营养科普工具书，推动科普工作落地生根、取得实效。

我们期望本书的出版能够为公众提供践行合理膳食和健康生活方式的有益指导，为营养改善和慢性病防治工作提供有力支撑。同时，呼吁广大营养专业工作者及社会各界积极参与科普宣传与实践，共同营造全社会关注营养健康的良好氛围，为提高我国居民的营养健康素养和营养健康水平作出贡献，携手共建健康中国。

丁钢强

2025年2月27日

前言

营养健康科普是提高公众营养健康素养、推动全民健康的关键路径。当前,尽管我国居民的营养健康状况已显著改善,但仍面临营养不足、微量营养素缺乏、肥胖及相关慢性病高发等健康挑战。这些问题在很大程度上是因营养健康知识的匮乏、对错误信息辨识能力的不足,导致膳食结构不合理、生活方式不健康。因此,基于国民的营养健康需求,持续且精准地开展营养健康科普工作显得尤为重要。

为深入实施《国民营养计划(2017—2030年)》与《健康中国行动(2019—2030年)》之合理膳食行动和健康知识普及行动,优化营养健康知识的普及策略,强化科普信息的供给与传播效能,编委会精心编纂了《全民"慧"吃指导手册》。本书的核心目标在于依托国内外最新的研究成果与科学证据,针对不同人群的具体需求,聚焦营养健康的热点议题,采用问答的形式,向公众传递权威、专业、科学且易于理解的营养健康知识。我们期望通过此书,增强公众在日常生活中实践健康生活

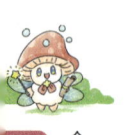

方式的信心与能力，帮助他们走出营养误区，逐步培养起良好的饮食习惯与健康行为，从而不断提升我国居民的营养健康水平。

《全民"慧"吃指导手册》共分为十四个章节。内容涵盖了奶类、豆类、坚果类、谷薯杂豆类、蔬菜水果类、蛋类、肉类、食用油、食用盐、糖以及零食的特性、营养价值与健康益处等核心知识点。此外，还设有营养标签章节，详细介绍了营养标签的重要作用、标示信息、认读技巧及根据营养标签选购食品的要点。合理膳食与吃动平衡章节则综合阐述了膳食与身体活动对健康的影响，以及针对不同年龄段人群的行为指导。

本书的编写工作汇聚了营养学、健康教育、医学等领域的专家与青年学者的智慧与努力。在编写过程中，我们尽量避免使用专业术语，力求以简明扼要的文字，将科学的膳食营养健康知识与实践方法传递给广大读者。在此，我们向所有参与编写的专家与学者表示诚挚的感谢。同时，也感谢中国人口福利基金会与内蒙古伊利实业集团股份有限公司对本书成书与出版给予的大力支持。

本书以广大居民为读者主体，同时也可作为营养指导人员与健康教育工作者的参考工具，助力其提升营养健康服务能力。我们衷心希望本书的出版能为广大读者带来实实在在的益处。然而，由于编写水平所限，书中难免存在不足之处，敬请各位读者不吝赐教，提出宝贵意见。编写组将认真听取并及时纠正，不断完善作品。

编委会

2025 年 1 月

目录

第一章　每天一杯奶，疾病不找来 / 001

1. 奶及奶制品的营养价值和对健康的益处有哪些 / 002
2. 市面上常见的奶制品主要有哪些，如何科学选购 / 003
3. 每天需要摄入多少奶及奶制品为宜呢 / 004
4. 为什么有些人喝了牛奶会肚子疼、拉肚子 / 006
5. 乳糖不耐受人群如何选择合适的奶及奶制品 / 006
6. 对牛奶蛋白过敏的人可以喝牛奶吗 / 007
7. 选择脱脂牛奶是否不会长胖，还更健康呢 / 008
8. 乳饮料属于奶制品吗 / 009
9. 婴幼儿如何选择奶及奶制品 / 009
10. 儿童如何选择奶及奶制品 / 010
11. 孕妇、乳母如何选择奶及奶制品 / 011
12. 老年人如何选择奶及奶制品 / 012

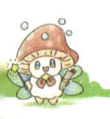

第二章　每天吃豆，健康长寿　　　/ 015

13 常见的大豆类食物有哪些呢　　　/ 016

14 为什么说"豆类食物是个宝，健康膳食离不了"　/ 017

15 每天摄入多少大豆类为宜呢　　　/ 018

16 日常膳食中如何做到花样增豆　　/ 018

17 吃大豆类及其制品会导致体内雌激素水平过高而影响健康吗　　　/ 019

18 大豆类及其制品嘌呤含量高，痛风患者完全不能食用吗　　　/ 020

19 豆奶的营养价值有哪些　　　/ 021

20 豆奶与牛奶的营养价值有什么不同呢　　　/ 022

21 豆奶与牛奶可以搭配饮用吗　　　/ 022

22 如何通过食品标签选择豆奶　　　/ 023

第三章　每日坚果，健康你我　　　/ 025

23 什么是坚果？常见的坚果有哪些呢　　　/ 026

24 坚果有哪些营养成分呢　　　/ 027

25 坚果作为健康零食担当有哪些健康益处　　　/ 027

26 每天吃多少坚果为宜呢　　　/ 028

27 坚果如何美味巧妙吃　　　/ 029

28 什么样的坚果属于变质了呢　　　/ 030

29 风味坚果如何选择　　　/ 030

30 不同年龄段人群如何选择适宜的坚果　　　/ 031

31 选购和食用坚果需要注意哪些　　　/ 033

第四章　谷薯杂豆类，粗细搭配好　　/ 035

- 32　通常所说的"主食"包括哪些食物　/ 036
- 33　杂豆有哪些营养特点？与大豆类的区别是什么呢　/ 036
- 34　谷类、全谷物和全谷物食品有什么区别　/ 037
- 35　常说的"粗粮"是指什么呢？与全谷物有哪些区别　/ 038
- 36　谷类的营养价值有哪些　/ 039
- 37　全谷物与精制谷物的区别在哪里？有哪些营养价值呢　/ 040
- 38　每天摄入多少谷类食物为宜呢　/ 041
- 39　合理膳食为什么要以谷类为主　/ 042
- 40　如何做到谷物为主　/ 043
- 41　主食如何搭配食用　/ 043
- 42　如何科学巧妙地吃谷物　/ 044
- 43　不同人群如何择谷而食呢　/ 045
- 44　如何通过食品标签科学选购全谷物食品　/ 046

第五章　蔬菜水果营养好，合理膳食不可少　　/ 047

- 45　蔬菜分为哪些种类，哪些属于深色蔬菜　/ 048
- 46　不同种类蔬菜的营养价值有何不同　/ 049
- 47　每天吃多少蔬菜有利于身体健康呢　/ 050
- 48　吃蔬菜可以代替水果吗　/ 051
- 49　新鲜蔬菜如何巧烹饪来保证营养呢　/ 052
- 50　常见的水果有哪些，营养价值是什么呢　/ 053
- 51　每天吃多少水果为宜　/ 054

003

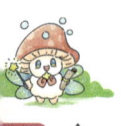

52	不同人群如何选择水果	/ 055
53	糖尿病患者能吃水果吗	/ 056
54	果汁能代替水果吗	/ 057
55	如何科学食用水果	/ 058

第六章 蛋类营养价值高，保护健康很重要 / 059

56	吃鸡蛋有什么营养呢	/ 060
57	吃鸡蛋时只吃蛋白、丢弃蛋黄的操作是对的吗	/ 061
58	高胆固醇血症的人可以吃鸡蛋吗？鸡蛋食用有什么禁忌吗	/ 062
59	吃鸡蛋会导致血清胆固醇升高的说法对吗	/ 062
60	红皮鸡蛋比白皮鸡蛋营养价值高吗	/ 063
61	鸡蛋怎么烹调更健康	/ 064
62	吃未煮熟的鸡蛋或是生鸡蛋营养健康吗	/ 065
63	土鸡蛋营养价值会更高一些吗	/ 066
64	鸡蛋应该如何挑	/ 066
65	不同种类加工蛋制品的营养价值如何	/ 067

第七章 红肉白肉有需求，科学搭配有讲究 / 069

66	红肉和白肉是什么	/ 070
67	畜肉类食物有什么营养特点	/ 070
68	禽肉类的营养价值有哪些呢	/ 071
69	水产品味道鲜美，具有哪些营养价值呢	/ 072
70	鱼、禽和瘦肉的适宜摄入量为多少呢	/ 073

71	如何控制肉类适量摄入呢	/ 074
72	畜禽肉的吃法有何讲究	/ 074
73	如何烹饪水产品	/ 075
74	烟熏和深加工肉制品很美味，但适宜多吃吗	/ 076
75	动物内脏是否可以吃	/ 076

第八章 合理膳食，远离油"腻" / 079

76	食用油有哪些分类呢	/ 080
77	食用油除了能提供能量，还有哪些营养价值呢	/ 081
78	每天食用油摄入不超过多少为宜	/ 081
79	不同种类食用油有哪些脂肪酸构成呢	/ 082
80	动物油没有植物油健康吗？过量摄入食用油对健康有哪些危害	/ 083
81	市面上的食用油种类很多，如何挑选呢	/ 083
82	日常摄入油脂需要注意哪些要点	/ 084
83	科学"减油"八要素有哪些	/ 085
84	有哪些烹饪控油小妙招？如何减油不减香呢	/ 086
85	高脂血症患者食油怎么吃	/ 086
86	反式脂肪酸的来源是什么？如何减少反式脂肪酸的摄入	/ 087

第九章 清淡饮食，健康控盐 / 089

| 87 | 摄入过多的盐对健康有哪些危害呢 | / 090 |
| 88 | 盐是我们健康的敌人吗？是否吃盐越少越健康 | / 091 |

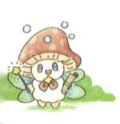

89 如何健康吃盐？每天适宜的盐摄入量为多少	/ 092
90 如何养成清淡的饮食习惯呢	/ 092
91 如何做好每天摄入盐的总量控制	/ 093
92 家庭烹饪时的减盐小妙招有哪些	/ 094
93 "隐形盐"从哪里来呢	/ 095
94 如何利用营养标签选择低钠食品呢	/ 096
95 购买食盐选择哪一种呢	/ 097
96 成人高血压患者如何通过饮食改善血压呢	/ 098

第十章　日常饮食"半糖"，身心都要健康　　　/ 099

97 糖是什么	/ 100
98 吃糖多对健康的危害有哪些	/ 100
99 广泛流行的"控糖"说法是否代表吃糖越少越好，应避免吃糖呢	/ 101
100 什么是游离糖和添加糖	/ 102
101 每天吃糖不超过多少为宜	/ 103
102 "0糖""无糖"是否真的完全没有糖	/ 103
103 为什么一些标明不添加蔗糖的食品饮料中也能尝到甜味呢	/ 104
104 如何控制糖的摄入	/ 105
105 你知道既能吃甜，又能避免过多摄入糖的小妙招吗	/ 106
106 如何通过查看食品标签减少糖的摄入	/ 107
107 成人糖尿病患者如何通过饮食改善血糖呢	/ 107

第十一章　营养标签学问大，科学选购依靠"它"　/ 109

108 什么是食品标签和营养标签　/ 110

109 食品标签的作用有哪些　/ 110

110 什么是营养成分表　/ 111

111 哪些成分需要在营养成分表中标示呢　/ 113

112 如何巧用 NRV% 数值判断食品中可提供营养素的多少　/ 114

113 什么是营养声称　/ 115

114 标签中标注的高蛋白食品、低脂肪食品、无糖食品、低盐食品是如何规定的呢　/ 116

115 什么是营养成分功能声称　/ 117

116 选购食品时，食品标签上必看的 5 个细节是什么呢　/ 117

117 如何应用营养标签选购食品　/ 119

第十二章　合理膳食，均衡营养　/ 121

118 什么是合理膳食　/ 122

119 你知道平衡膳食宝塔吗　/ 123

120 为什么合理膳食很重要　/ 124

121 我国居民日常饮食中有哪些问题　/ 125

122 什么是食物多样？食物通常分为哪几类呢　/ 126

123 日常膳食中如何做到食物多样呢　/ 126

124 日常饮食中如何轻松实现营养搭配呢　/ 127

125 如何做到规律进餐、均衡营养　/ 128

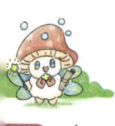

126 做到健康膳食需要掌握哪些原则 / 129

127 膳食指南提出了哪八条平衡膳食准则呢 / 130

128 日常生活中从哪里获取膳食知识及技能呢 / 131

第十三章 健康零食适量吃，规律正餐要保持 / 133

129 吃零食对健康不利吗？你会使用零食扇面图吗 / 134

130 摄入零食的原则是什么呢 / 135

131 哪些零食是优先选择的呢 / 136

132 哪些零食要尽量避免食用 / 137

133 含糖饮料味道佳，但适合作为零食吗 / 137

134 选择什么时间吃零食？吃多少合适呢？吃零食要有哪些良好的习惯呢 / 138

135 选择零食时除了注重种类选择，还需要注意什么呢 / 139

136 2～5岁学龄前儿童如何选择零食呢 / 140

137 6～12岁学龄儿童如何选择零食呢 / 140

138 13～17岁青少年如何选择零食呢 / 141

第十四章 吃动平衡，健康体重 / 143

139 超重肥胖对健康有什么影响呢 / 144

140 什么是苹果形和梨形身材？苹果形和梨形身材会带来哪些健康危害 / 144

141 你知道什么是中心性肥胖吗 / 145

142 一般人群如何判定健康体重 / 146

143 老年人群的适宜 BMI 为多少 / 147

144 怎样吃有利于保持健康体重呢 / 147

145 如何保证充足的身体活动 / 148

146 你知道常见食物的能量吗？摄入后需要运动多久可以消耗掉 / 149

147 怎么判断和监测吃动平衡呢 / 150

148 儿童青少年如何通过饮食改善超重肥胖呢 / 151

149 成人如何通过饮食改善超重肥胖呢 / 152

150 老年人如何保持健康体重 / 153

参考文献 / 155

第一章

每天一杯奶，疾病不找来

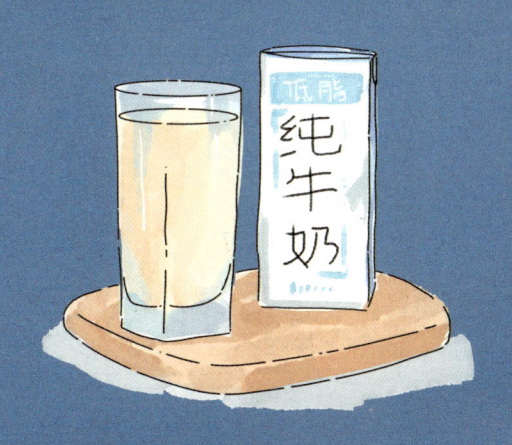

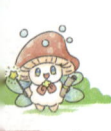

问题 1　奶及奶制品的营养价值和对健康的益处有哪些

奶及奶制品是一种营养成分丰富、必需氨基酸组成比例适宜、易消化吸收、营养价值高的天然食品，是膳食钙和优质蛋白质的重要来源，可提供镁、钾、锌、硒，以及 B 族维生素、维生素 A、维生素 D 等微量营养素，含有的乳糖能促进矿物质吸收。此外，还含有 β-乳球蛋白、α-乳白蛋白、免疫球蛋白、乳铁蛋白等多种活性蛋白成分，具有免疫调节活性。奶制品也是益生菌的良好载体，食用含有双歧杆菌、乳杆菌等益生菌和低聚果糖、低聚异麦芽糖、低聚半乳糖、低聚木糖、菊粉等可促进益生菌繁殖的益生元的奶制品，有助于改善肠道微生态，促进肠道健康。保证膳食中奶及奶制品摄入对增加骨密度、降低血清总胆固醇、调节肠道菌群、抗菌、抗病毒、免疫调节等均具有有益作用。

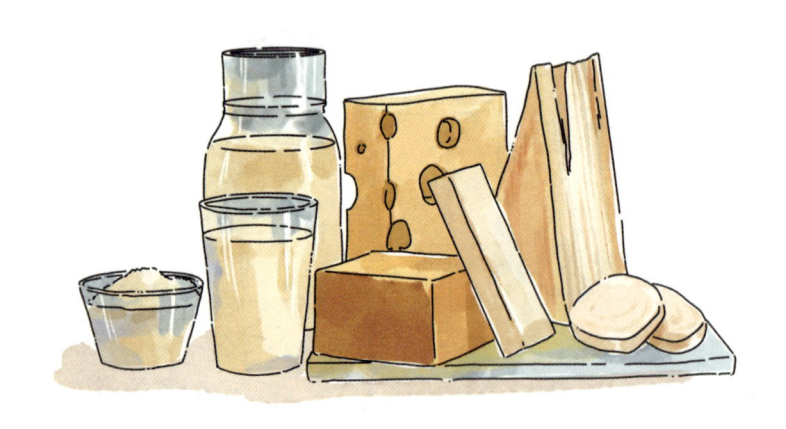

问题 2　市面上常见的奶制品主要有哪些，如何科学选购

①液态奶：消费者选购液态奶时，可先通过产品标签辨别液态奶种类，再查看配料表中生牛乳含量等关键要素，优先选择以生鲜乳为原料的液态奶产品。

巴氏杀菌乳（鲜牛奶）：经过低温杀菌制成，能更好地保留免疫球蛋白的免疫活性及更多的营养和风味。有效防止乳清蛋白变性，有利于吸收利用。但保质期相对较短，需要冷藏。

灭菌乳：经过瞬时高温灭菌制成，保质期较长，无须冷藏。但营养成分损失相对较多。

调制乳：包括添加调味料、糖和食品营养强化剂等辅料制成的调味乳，以及为特殊人群制作的配方乳。口味选择丰富，但含有的增稠剂等成分较多。

发酵乳：乳和乳制品在特征菌的作用下发酵而成的酸性凝乳状制品，有助于调节肠道功能。

②奶粉：包括全脂奶粉和脱脂奶粉。较易储存，运输不便的地区可采用奶粉冲调饮用。

③酸奶：经过乳酸菌发酵，乳糖、蛋白质和脂肪等营养成分部分发生水解，更有利于人体消化吸收，适宜乳糖不耐受人群食用。

④奶酪：是牛奶经浓缩、发酵而成的奶制品。蛋白质和矿物质等含量可高达原料乳的 10 倍，具有低致敏性，较易储存。

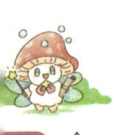

⑤炼乳：为浓缩乳制品，携带方便，储存时间较长，但含糖量较高。

问题 3 每天需要摄入多少奶及奶制品为宜呢

合理膳食不离"奶"，不论形式与时间。《中国居民膳食指南（2022）》建议每人每天摄入 300 克液态奶或相当量的其他奶制品，保证一定的蛋白质含量。例如，早餐饮用一杯牛奶（200～250 毫升），午饭加一杯酸奶（100～125 毫升）即可达到推荐摄入量。奶制品种类丰富，包括牛奶、酸奶、奶酪、奶粉、奶皮等，如有乳糖不耐受症状或是习惯于不同风味的人群，可以按照可提供的等量蛋白质进行折算，选择适宜的奶制

乳类互换表

食物名称	重量/克
鲜牛奶	100
酸奶	100
奶粉	12.5
干奶酪	10

摘自：《中国居民膳食指南（2022）》。
注：乳制品按照与鲜奶的蛋白质折算。

品。儿童青少年、孕妇、乳母、老年人等有特殊营养需求的人群需要适当增加奶及奶制品的摄入量。

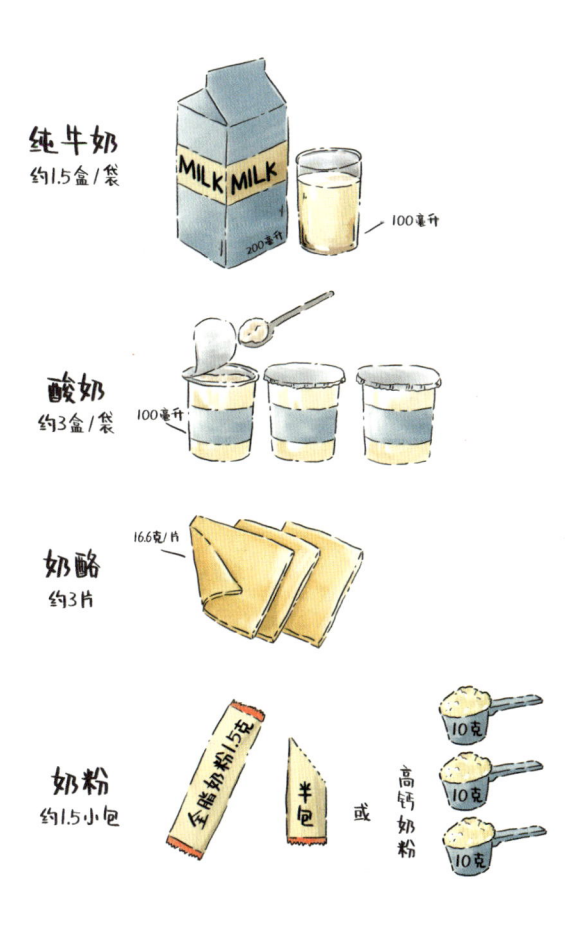

纯牛奶 约1.5盒/袋 —— 100毫升

酸奶 约3盒/袋 —— 100毫升

奶酪 约3片 —— 16.6克/片

奶粉 约1.5小包 —— 全脂奶粉15克 半包 或 高钙奶粉 10克×3

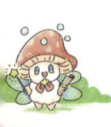

问题 4　为什么有些人喝了牛奶会肚子疼、拉肚子

乳糖不耐受症是导致一些人喝牛奶肚子疼、拉肚子的元凶。乳糖不耐受症又名"乳糖不消化症"。牛奶中的乳糖是一种双糖，含量一般为 4.6% ~ 4.8%。由于其分子较大，不能在肠壁直接被吸收，需要在小肠中经过乳糖酶的作用分解为分子较小的葡萄糖及半乳糖。一些人消化道内缺乏乳糖酶，不能将牛奶中的乳糖完全分解被小肠吸收，残留过多的乳糖进入大肠内发酵，进而导致出现腹胀、腹泻、排气增多等不适症状。

乳糖不耐受的发生与人们的生活习惯密切相关，婴幼儿时期因摄入母乳而具有消化乳糖的功能，但在断奶后，有些人随年龄增长和机体生理变化，乳糖酶活性逐渐减弱，最终导致乳糖不耐受。

问题 5　乳糖不耐受人群如何选择合适的奶及奶制品

乳品家族找替代，合理膳食不离"奶"。

饮奶之前先吃"饭"，不怕腹泻来捣乱。

少量多次常饮奶，远离"难受"并不难。

乳糖不耐受人群可以在乳品家族中找替代，首选零乳糖或低乳糖牛奶、酸奶和奶酪。降低单次食用量（50 ~ 60 毫升），少量多次常饮奶,提高肠道对乳糖的耐受性。

佐餐食用,避免空腹食用奶制品。或是提前吃一些含蛋白质或碳水化合物的食物,如谷类、麦片、全麦面包或鸡蛋等,延长食物在胃肠道的停留时间,减少肠道黏膜细胞负担,减轻肠胃不适症状。

严重乳糖不耐受者可选择无乳糖乳品或添加了乳糖酶的乳品。

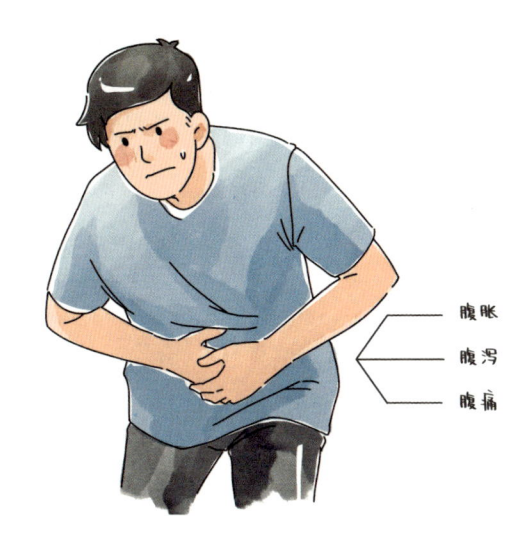

问题 6 对牛奶蛋白过敏的人可以喝牛奶吗

牛奶蛋白过敏是由一种或多种牛奶蛋白与一种或多种免疫机制的相互作用,对牛奶蛋白产生的反复出现的临床异常反

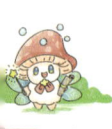

应，可累及皮肤、胃肠道和呼吸系统等多器官系统，甚至发生严重的过敏反应。常见于婴幼儿，由于婴幼儿肠道屏障发育不成熟、免疫系统发育不完善以及遗传因素影响，因此较易发生牛奶蛋白过敏。2%～7.5%的婴幼儿及儿童存在牛奶蛋白过敏的情况，牛奶蛋白过敏是婴幼儿时期最常见的食物过敏。母乳喂养可以降低过敏的发生率，但乳母应回避牛奶及奶制品，当婴幼儿过敏反应仍严重时，可使用婴幼儿配方奶进行喂养。对于牛奶蛋白过敏的成年人，可以选择通过畜禽肉类、鱼虾等水产品类、植物蛋白、坚果、谷物等食物来补充日常膳食所需蛋白质。

问题 7 选择脱脂牛奶是否不会长胖，还更健康呢

全脂牛奶的脂肪含量为3%～4%，通过加工工艺使脂肪含量降到0.5%以下即是脱脂牛奶，再添加适量脂肪使其含量在1.0%～1.5%即是低脂牛奶。一杯300毫升的全脂牛奶脂肪含量大约为10克，脱脂后降低的热量约为90千卡，大概为一根150克香蕉的热量。但脱去脂肪的同时，也脱去了多种不饱和脂肪酸和维生素A、维生素D、维生素E、维生素K等脂溶性维生素。因此，全脂牛奶营养丰富，适量摄入不会发胖。对于体重正常、血脂健康的人群来说，无须专门选择低脂或脱脂牛奶。老年群体或是患有高血压、高血脂、高血糖的"三高"

人群等可选择脱脂牛奶。

问题 8　乳饮料属于奶制品吗

乳饮料是以乳或乳制品为原料，加入水、白砂糖、甜味剂、酸味剂、果汁、茶、咖啡、植物提取液等一种或几种调制而成的饮料，其蛋白质含量通常仅为 1.0% 左右。而按照《食品安全国家标准 生乳》（GB 19301—2010）规定，蛋白质含量 ≥ 2.8 克为生乳。由此可见，乳饮料只是一种饮料，并不是牛奶。大部分乳饮料中配料表排在第一位的为水，同时，使用的乳大多只是奶粉。因此，乳饮料虽然口味丰富，但其营养价值远不如纯牛奶，新鲜度也有所降低。为了满足日常所需蛋白质的量，尤其是处于生长发育阶段的儿童青少年，每天食用一定量的奶及奶制品为最佳选择，不宜使用乳饮料替代奶及奶制品。

问题 9　婴幼儿如何选择奶及奶制品

6月龄内婴儿：尽早开奶并确保第一口食物为母乳，坚持纯母乳喂养 6 个月，母乳喂养最好坚持到 2 岁。不宜直接用液态奶、成人奶粉、蛋白粉、豆奶粉等喂养。如母乳不足，可选择婴儿配方食品。

7 ~ 12 月龄婴儿：不宜喂普通鲜奶、酸奶、奶酪等，因

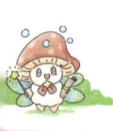

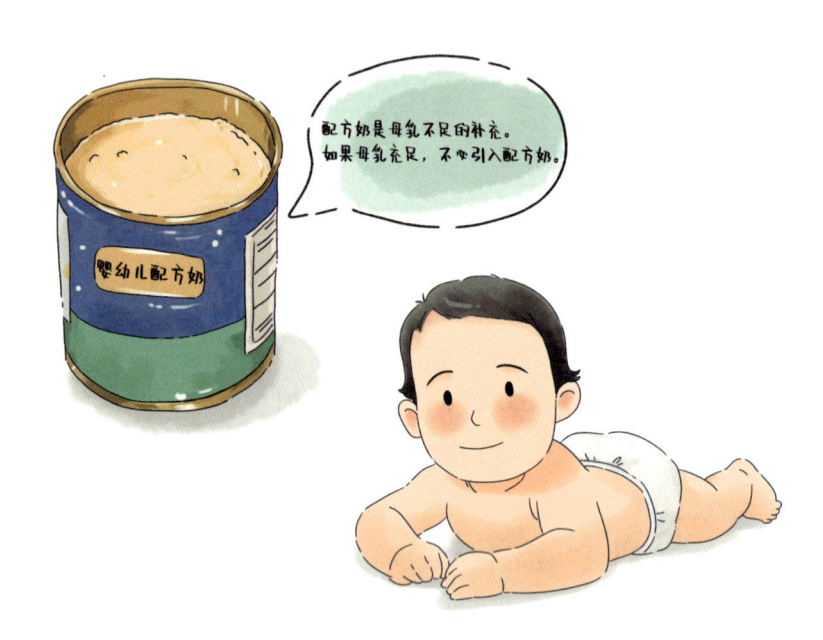

为这些食物会增加婴幼儿肾脏负担；可选择较大婴儿配方食品，适当增加辅食作为营养补充。

12～36月龄幼儿：可以逐渐尝试牛奶、酸奶、奶酪等，增加食物多样化，但建议少量进食为宜，不能以此完全替代母乳和（或）婴幼儿配方食品。可继续选择幼儿配方食品作为营养补充。

问题 10　儿童如何选择奶及奶制品

2～5岁学龄前儿童每天摄入300～500毫升奶或相当量的奶制品；6～18岁学龄儿童每天摄入300毫升及以上液态奶或相当量的奶制品。可选择液态奶、酸奶、奶酪、奶粉等不同品类进行自由搭配。如早晚各一杯液态奶或奶粉，课间补充含添加糖少的酸奶和含盐低的奶酪。也可以将奶制品作为一日三餐的组成部分，如酸奶水果蔬菜沙拉、燕麦牛奶粥、奶酪三明治等。还可以选择强化 DHA、维生素 A、维生素 D、钙、铁、益生元等的儿童牛奶或营养奶粉。同时，要注意首选主要原料为生鲜乳且不添加过多其他成分的乳制品，建议不要选择调制炼乳、含乳饮料等。

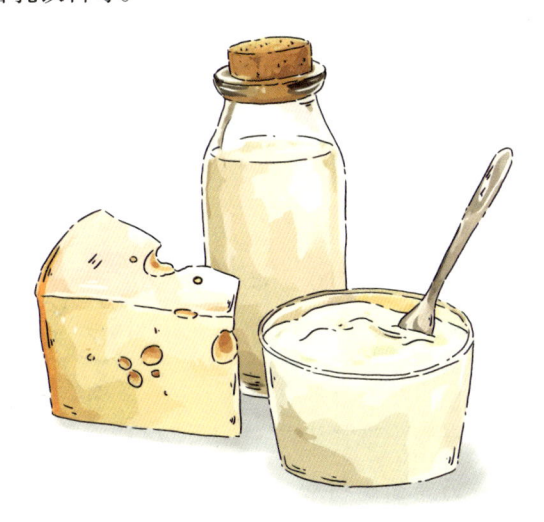

问题 11　孕妇、乳母如何选择奶及奶制品

孕早期每天饮奶量应为 300 克，孕中晚期及哺乳期妇女每天饮奶量应增至 500 克。孕妇、乳母可根据个人喜好，选择液态奶、酸奶、奶酪、奶粉等不同品类。鲜牛奶是补充营养的良

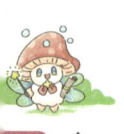

好选择。酸奶口感良好，尤其适合孕期胃口不佳的女性。奶酪可以作为餐间零食进行补充或添加到其他食物中食用，对于早孕反应严重，需要少食多餐的人群，是一种很好的奶制品补充形式。奶粉是液态奶、酸奶、奶酪类奶制品的重要补充形式，尤其是孕产妇营养强化奶粉，强化添加多种维生素、矿物质、益生元或其他膳食纤维、益生菌、DHA 等营养素，可为孕妇、乳母提供更丰富的营养补充。

问题 12　老年人如何选择奶及奶制品

老年人可每天摄入 300～400 毫升牛奶或相当量的奶制品，以保证优质蛋白质、钙的摄入。可根据自身需求和喜好，选择液态奶、酸奶、奶酪和奶粉等不同种类的奶制品，建议多吃些酸奶等经发酵的奶制品以及添加益生元和所需营养素的奶粉，以维持健康的肠道菌群。患有肥胖、高血压、心血管疾病等慢性病的老年人宜选

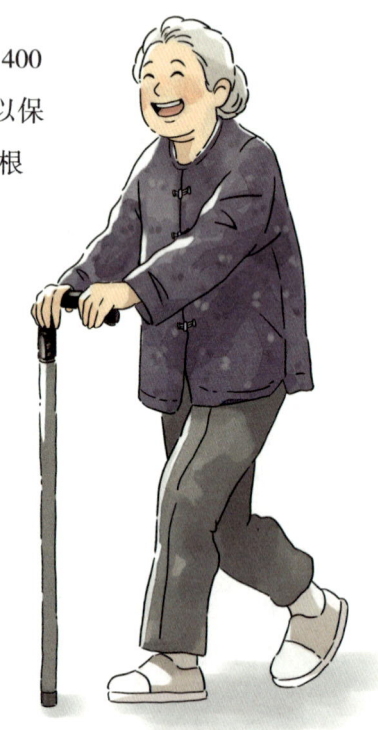

择脱脂或低脂奶及其制品，减少脂肪摄入。患有糖尿病的老年人宜选择无糖奶及其制品。营养缺乏的老年人可根据自身需要和膳食情况，关注食品营养标签，或在营养师的指导下选择强化维生素、矿物质等的奶粉。奶酪是多倍牛奶营养素的浓缩，且易于消化吸收，也是一种较好的选择。

第二章

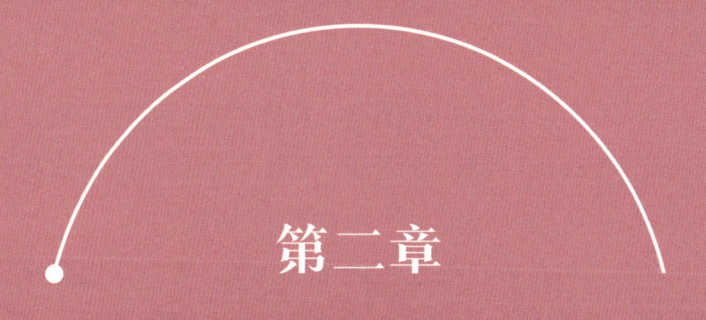

每天吃豆，健康长寿

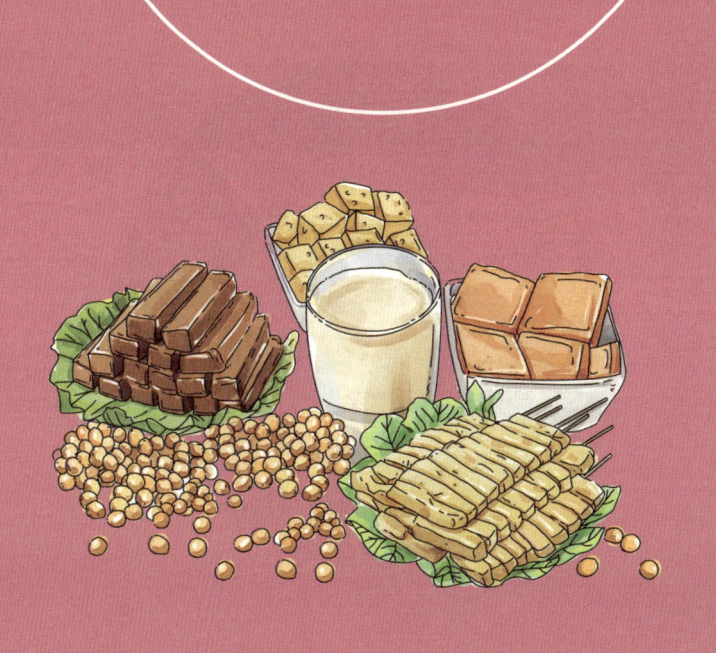

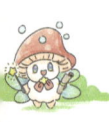

问题 13 常见的大豆类食物有哪些呢

大豆类是我国的传统食物，包括大豆及其制品，有许多特色和美味的豆类菜肴，如豆腐、豆腐干、豆腐丝、豆腐脑、豆豉、豆芽等，极大程度地丰富了我们的膳食结构。

大豆类按种皮颜色不同可分为黄、黑、青、褐及双色大豆，其他豆类（杂豆）包括豌豆、蚕豆、绿豆、小豆、芸豆等。

大豆制品按是否发酵可分为发酵类豆制品和非发酵类豆制品。发酵类豆制品包括腐乳、豆豉等。非发酵类豆制品包括豆浆、豆腐、豆腐干、豆腐丝、豆腐脑、豆腐皮、香干等。

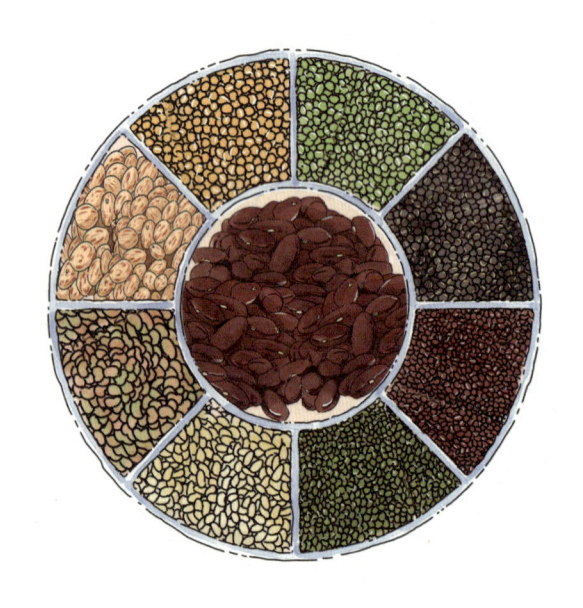

问题 14　为什么说"豆类食物是个宝，健康膳食离不了"

豆类食品特别是大豆，除了美味还含有丰富的营养成分。

①优质蛋白质：大豆中含有的蛋白质不仅含量高，而且质量好。其必需氨基酸的组成和比例与动物蛋白相似，是最为优质的植物蛋白质。豆类赖氨酸含量较高，可与谷物类食物互补。

②脂类：大豆中不饱和脂肪酸含量约占85%，必需脂肪酸——亚油酸含量高达50%，还含有对维持心血管健康有益的磷脂，不含胆固醇。

③微量营养素：大豆富含钾、钙和维生素E。

④植物化学物：大豆含有多种益于健康的成分，如大豆异黄酮、植物固醇、大豆低聚糖、甾醇、卵磷脂、大豆皂苷等。

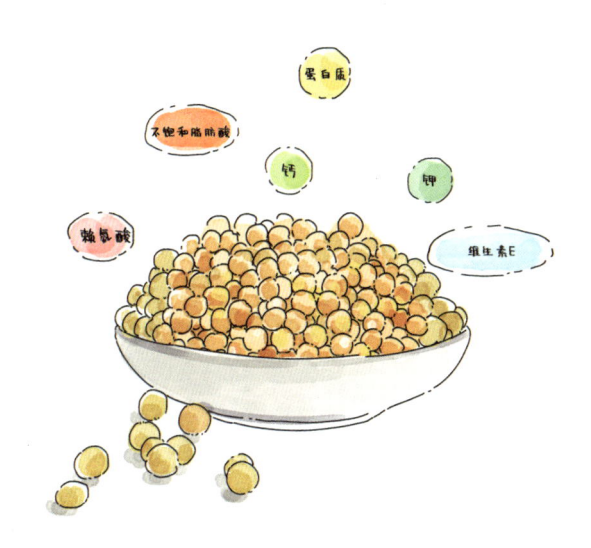

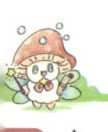

大豆及其制品与降低 2 型糖尿病、心血管疾病、围绝经期女性骨质疏松、乳腺癌、胃癌、前列腺癌、肺癌、结直肠癌等疾病的发病风险相关。

问题 15　每天摄入多少大豆类为宜呢

《中国居民膳食指南（2022）》建议经常吃大豆制品，推荐成人每天摄入全谷物及杂豆 50 ~ 150 克，每周摄入大豆 105 ~ 175 克，65 岁以上老年人每周摄入大豆 105 克。国家卫生健康委办公厅印发《"减油、增豆、加奶"核心信息》，建议成年人平均每天摄入 15 ~ 25 克大豆或相当量的大豆制品，目前我国 2/3 以上居民未达到推荐摄入量，应适当增加。每天吃豆，指的是黑豆、青豆和黄豆，而不是杂豆。

与 20 克大豆蛋白质含量相当的豆制品食用量为 60 克北豆腐、110 克南豆腐、45 克豆腐干、300 克豆浆。可以每周将这些豆制品轮换或搭配食用，以达到每日推荐摄入量。

问题 16　日常膳食中如何做到花样增豆

每周可用豆腐、豆腐干、豆腐丝等制品轮换食用。如早餐安排豆腐脑和豆浆，或者午餐、晚餐使用豆腐、豆腐丝（干）

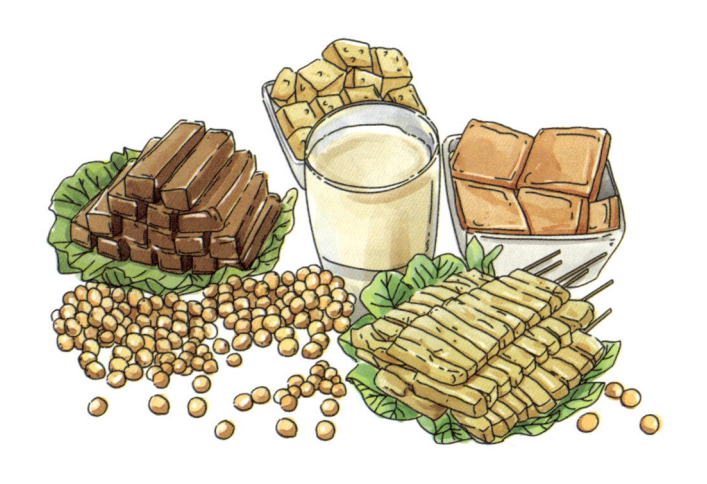

等做菜，在种类、口味多样的同时可以做到营养更加丰富。一般家庭和餐馆中，豆腐均作为常见菜肴，可凉拌也可热炒。家庭泡发大豆也可与饭一起烹饪，以提高蛋白质的利用率。家庭自制豆芽和豆浆也是常吃豆制品的不错方法。大豆制成豆芽后，含有较多的维生素C。发酵豆制品也是良好的豆制品选择，豆制品经发酵后，蛋白质较易消化吸收，维生素 B_{12} 等含量也有所增加。但要注意，自制豆浆须煮沸煮透。

问题 17 吃大豆类及其制品会导致体内雌激素水平过高而影响健康吗

我们常听说，豆类含有大豆异黄酮，经常吃豆类会使体内雌激素水平升高而影响机体健康，所以有人认为不宜经常食用大豆类食品。其实，大豆异黄酮是一种相对安全的类雌激素，对人体雌激素水平具有双向调节作用。当人体的雌激素水平过

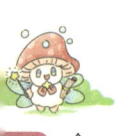

高时，大豆异黄酮能起到有效降低机体雌激素水平的作用。当人体内的雌激素水平不足时，大豆异黄酮能有效提高机体雌激素水平。因此，不用担忧摄入豆类食物会引发乳腺类疾病。相反，大豆及其制品的食用可降低绝经前女性乳腺癌的发病率和男性前列腺癌的发病风险。此外，坚果、咖啡、酒类等多种常见食物中其实也同样含有植物雌激素，因此不必过分担忧。

问题 18 大豆类及其制品嘌呤含量高，痛风患者完全不能食用吗

高嘌呤问题是消费者对于豆类食物的常见误区。加工后的多数豆制品其嘌呤含量均有不同程度的降低。黄豆的总嘌呤含量为218毫克/100克，属于高嘌呤组食物（200～300毫克/100克），但加工为豆浆后总嘌呤含量在8～63毫克/100克，属于极低嘌呤组（低于50毫克/100克）或低嘌呤组（50～100毫克/100克）。同时，现有研究表明，豆类食物并非引起尿酸升高或痛风的最主要因素。一些流行病学和前瞻性队列研究显示，摄入包含豆类在内的高嘌呤蔬菜食物并不会增加男性痛风风险，且与痛风风险的降低有关。我国卫生行业标准《高尿酸血症与痛风患者膳食指导》（WS/T 560—2017），并未将豆奶等大豆制品列为建议避免食用或建议限制食用食物。因此，高尿酸血症人群及痛风患者可以适当食用大豆及其制品。

问题 19　豆奶的营养价值有哪些

大豆营养丰富，豆奶保留了大豆的多数营养特性。其中的大豆蛋白以谷氨酸和天冬氨酸为主，同时赖氨酸含量较高，是植物蛋白中生物价最优的蛋白质。豆奶中含有人体必需氨基酸，其回肠消化率约为92%，可消化必需氨基酸评分为117%，根据联合国粮农组织相关标准，属于"高质量"蛋白质来源。豆奶中的脂质多以不饱和脂肪酸为主，其中亚油酸所占比例最高，同时含有丰富的卵磷脂。此外，豆奶保留了大豆籽粒中的大豆异黄酮、大豆皂苷、多酚、γ氨基丁酸等多种有益于机体健康的植物化学物。棉子糖、水苏糖等大豆低聚糖具有益生元样作用，有益于调节肠道菌群的平衡与保持肠道健康。1杯豆奶可满足豆类食物每天15～25克的推荐量。

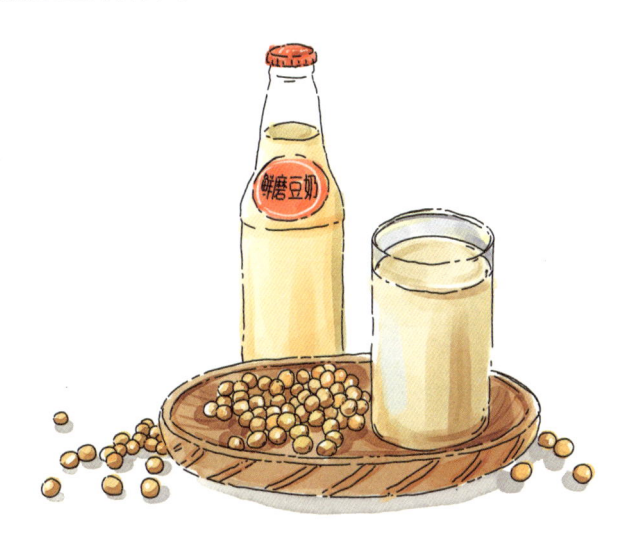

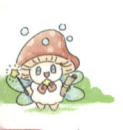

问题 20　豆奶与牛奶的营养价值有什么不同呢

豆奶与牛奶的营养各具特点。首先，大豆蛋白与牛奶蛋白均属于优质蛋白质，但消化吸收模式不同。牛奶中的乳清蛋白属于快消化蛋白，更快促进蛋白合成；酪蛋白属于慢消化蛋白，能更好地抑制蛋白分解，大豆蛋白的消化模式介于二者之间。其次，营养素含量有所差异。豆奶的蛋白质和牛奶相当，但脂肪含量约为牛奶的一半，同时不饱和脂肪酸含量较高，而牛奶中钙、钾、维生素 A 等含量高于豆奶。最后，二者含有各自特有的营养物质，如豆奶中含有大豆异黄酮、大豆皂苷等植物化学物与膳食纤维，而牛奶中含有乳铁蛋白、类胰岛素生长因子等。由于豆奶中不含乳糖与乳蛋白，饱和脂肪酸和碳水化合物低于牛奶，不含胆固醇，且含有丰富的植物甾醇，故更适合老年人、心血管疾病患者、乳糖不耐受或乳蛋白过敏等人群饮用，但饮用常规豆奶不能替代牛奶。

问题 21　豆奶与牛奶可以搭配饮用吗

豆奶与牛奶搭配饮用更有益机体健康。当前多项研究证实，大豆蛋白与乳蛋白结合的"双蛋白食物"具有多重生理健康作用，如运动后补给双蛋白可以协同维持血液中支链必需氨基酸的持续性供给，有效促进抗性运动后肌肉蛋白的合成；双蛋白干预可以明显改善白血病治疗中异基因造血干细胞移植患者的基础状态和生存质量，缩短治疗时间，改善免疫功能。此外，由于豆奶和牛奶营养素含量不同，且各自含有特有的营养物质，二者结合可以取长补短，均衡营养素摄取水平，从不同角度维持和促进体质健康。因此在鼓励饮奶的同时，可以提倡"豆奶＋牛奶"的食用模式，以期获得更全面的营养摄取和更好的社会依从性。

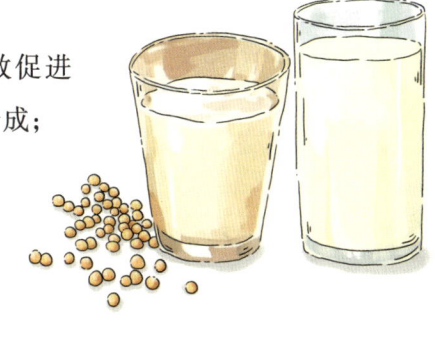

问题 22 如何通过食品标签选择豆奶

标识"纯豆奶"的，其配料表简单清洁，仅为"水、大豆"，不添加蔗糖等调味；标识"全豆奶"的，其生产工艺不除渣，基本完整保留了大豆中的所有营养成分，特别是膳食纤维。对于老年人群，为有利于延缓肌肉衰减，需增加优质蛋白的摄入，可选择较高蛋白含量的豆奶。但需要注意的是，目前市售的很多豆奶产品会添加白砂糖等进行口味调配，消费者应根据自身情况进行合理选择。1岁以前婴幼儿不建议以牛奶或强化型豆奶饮料替代母乳或婴幼儿配方奶。

第三章

每日坚果，健康你我

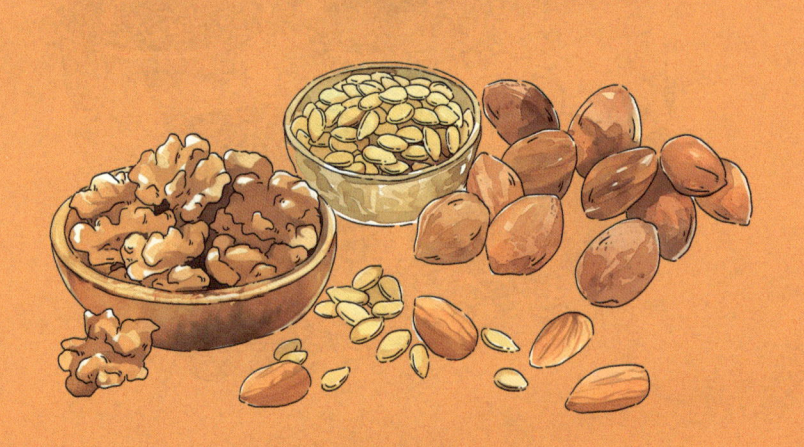

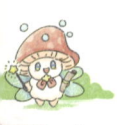

问题 23　什么是坚果？常见的坚果有哪些呢

坚果通常指的是富含油脂的种子类食物。

按照原料来源一般可分为树坚果和果实种子。常见的树坚果主要有核桃、扁桃仁、杏仁、腰果、开心果、松子、榛子等。常见的果实种子包括花生、葵花子、南瓜子、西瓜子等。

按照脂肪含量的不同，又可将坚果分为油脂类和淀粉类，富含油脂的，如核桃、榛子、杏仁、松子、香榧、腰果、葵花子、西瓜子、南瓜子等；淀粉含量高而脂肪含量较少的，包括板栗、银杏、莲子、芡实等。

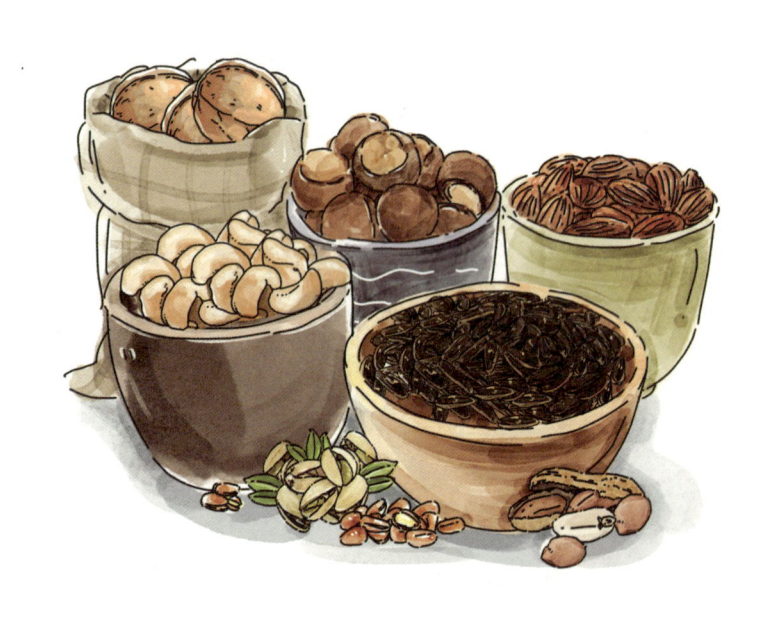

问题 24　坚果有哪些营养成分呢

坚果不仅香甜味美，而且营养素种类齐全，营养价值高。坚果常以干品消费，富含油脂的种子类坚果（如花生、瓜子、核桃、开心果、杏仁、松子、腰果等）脂肪含量可达 40% 以上，蛋白质含量在 12%～36%，碳水化合物则在 15% 以下，是一种高能量的食物。大部分坚果中脂肪酸以不饱和脂肪酸为主，如亚油酸、二十碳五烯酸（EPA）和二十二碳六烯酸（DHA）。坚果也是钾、钙、锌等矿物质，维生素 E 和 B 族维生素，膳食纤维的良好膳食来源。此外，还含有许多功能性成分，如磷脂，以及多酚、类黄酮等具有抗氧化活性的营养成分。

问题 25　坚果作为健康零食担当有哪些健康益处

坚果属于高能量食物，其能量应当计入一日三餐的总能量之中。但坚果含有种类齐全且丰富的营养素，有助于改善血脂，降低心血管疾病、2 型糖尿病、女性结肠癌等的发病风险，还具有抗氧化等作用。2007 年，美国食品药品监督管理局向全球公布坚果与籽类食品为 B 级健康食品，对人体具有五大健康功能。其中特别指出有益心脏健康。

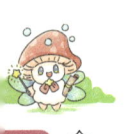

坚果中含有的精氨酸、叶酸、膳食纤维、钾、镁、单宁酸、EPA 和植物甾醇等对心血管等疾病具有改善作用；其含有的维生素 E、多酚、类黄酮和硒等多种具有抗氧化活性的成分，有利于清除氧自由基、延缓人体衰老、抗菌消炎等；一些坚果在改善特定血脂、血压、炎症指标上更有效，如降低血液中总胆固醇、低密度脂蛋白胆固醇和甘油三酯水平，提高高密度脂蛋白胆固醇水平，以及降低收缩压和 C- 反应蛋白水平，进而减轻炎症反应，改善动脉血管功能，保护心血管健康。

问题 26　每天吃多少坚果为宜呢

坚果的特点是高能量、高脂肪，富含不饱和脂肪酸和维生素 E，有助于预防营养相关慢性病。但是，一次性大量或长时间摄入过多的盐、糖、油脂含量较高的加工坚果可能会导致能量过剩，不利于机体健康。因此，要注意适量食用。《中国居民膳食指南（2022）》推荐平均每周 50～70 克坚果，平均每天 10 克。相当于每天食用花生 15～20 克，核桃 2～3 个，7～8 个腰果、巴旦木、开心果、杏仁，4～5 个板栗，12 个榛子，2 个碧根果，4 个夏威夷果，2 个矿泉水瓶盖的黑芝麻、奇亚籽、亚麻籽，1 小把带壳松子，20～25 克（约一把半）带壳葵花子。一份坚果相当于半份油脂，如果坚果摄入过多，烹饪油可以适当减量。

"适量吃、不过量"

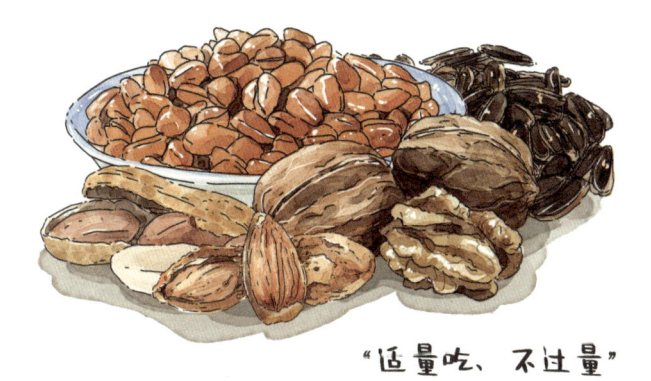

每人每周可摄入50~70克

问题 27　坚果如何美味巧妙吃

一是多样选择。健康的膳食强调食物多样，不同坚果的营养成分和特点不同，尤其是脂肪酸的含量不尽相同，推荐多种坚果混合吃，以获得更多健康益处。

二是保持原味。未经过度加工的坚果，可以保持坚果本身的香味。花生可以选择蒸煮后吃，核桃可以生吃，葵花子、开心果、松子等尽量选择原味，少盐少糖。

三是巧妙搭配。坚果可以作为零食，在三餐之间食用。还可以作为辅料烹饪入菜，加入正餐中，如西芹腰果、腰果虾仁、松仁玉米、宫保鸡丁等。与蔬菜巧妙搭配，是食用坚果的良好选择。

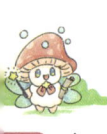

问题 28　什么样的坚果属于变质了呢

坚果中不饱和脂肪酸含量通常较高，保存时间过久或是储存方式不当，很容易氧化酸败，产生小分子醛类、酮类等，出现"哈喇味"。若食用量过大，轻者引起腹泻，重者还可能出现肝脏疾病。同时，很多坚果容易霉变，产生黄曲霉毒素这种剧毒物质，具有极强的毒性和致畸、致癌性，损伤肝脏。因此，如果储存的坚果出现"哈喇味"、发苦、发霉或颜色不正，不宜再吃。我们要选择新鲜、当季、在保质期内的坚果。每次少买，或者买小包装，或者用保鲜罐、干燥剂包做好密封，这些措施均可以帮助尽量减慢氧化速度，保持坚果新鲜。

问题 29　风味坚果如何选择

市面上风味坚果层出不穷，吸引着消费者购买的目光。但通常这些坚果都添加了不少盐、糖、油，在加工时还可能添加了香精、糖精等物质，奶油味的坚果可能会添加人造奶油，这些原料摄入过多对机体健康没有益处。一些不正规厂家生产的口味重、香味浓的坚果，还可能会使用变质的坚果原料，美味背后隐藏着危害健康的风险。因此，建议选择无添加盐、糖、油的原味坚果，培养少盐、少油、控糖的饮食习惯。当看到坚果外包装上标注有盐焗、五香、奶油、蜂蜜、琥珀等字样时，我们可以查看配料表中加入了哪些原料，以及营养成分表中脂肪、钠等的含量值。

问题 30 不同年龄段人群如何选择适宜的坚果

①儿童青少年可首选核桃、榛子等坚果。核桃是 α-亚麻酸的良好来源，富含多种维生素、矿物质、多酚类化合物和神经鞘磷脂，有助于抗氧化，促进大脑神经系统发育等；榛子含有人体必需的 8 种氨基酸、多种矿物质和叶黄素，有利于骨骼等的生长发育，并可保护视力，缓解眼疲劳。

②成年人可首选松子、开心果等坚果。松子含有丰富的矿物质，维生素 E 高达 30%，有很好的软化血管、延缓衰老的作用；开心果含有丰富的叶黄素和玉米黄素，适合用眼过度人群，同时脂肪含量较低，膳食纤维和植物甾醇含量较高，有助于控制心血管疾病。

③老年人可首选腰果、核桃、黑芝麻、松子等坚果。腰果富含镁、钙、B 族维生素等多种矿物质和维生素，有助于降低骨质疏松症的发生风险，对心脑血管也大有益处；核桃中的抗氧化成分是其他坚果的两倍，其丰富的 α-亚麻酸能降低多种心血管疾病危险因子，有助于延缓大脑衰老，预防认知障碍；黑芝麻富含钙、钾、维生素 E 和膳食纤维等，具有抗氧化、控

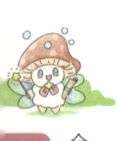

制血压、促进心脑血管健康等多种益处；松子富含叶黄素，能够帮助眼睛过滤紫外线，防止视网膜黄斑受损，降低黄斑变性和白内障风险。

④糖尿病患者可首选扁桃仁等。扁桃仁几乎不含有碳水化合物，能够适当地控制血糖。同时含具有抗炎作用的单不饱和脂肪酸，能够降低低密度脂蛋白胆固醇水平，预防心血管疾病、癌症等。

⑤素食者和孕妇可首选腰果等。与其他坚果相比，腰果热量较低，碳水化合物比例较高，脂肪含量较低，富含铁等矿物质，可作为摄入肉类之外补充铁的良好方式。

⑥血脂异常人群可首选开心果、腰果、榛子、花生等。开心果可降低总胆固醇水平，腰果可降低低密度脂蛋白胆固醇水平，榛子可降低甘油三酯水平，花生可提高高密度脂蛋白胆固醇水平。

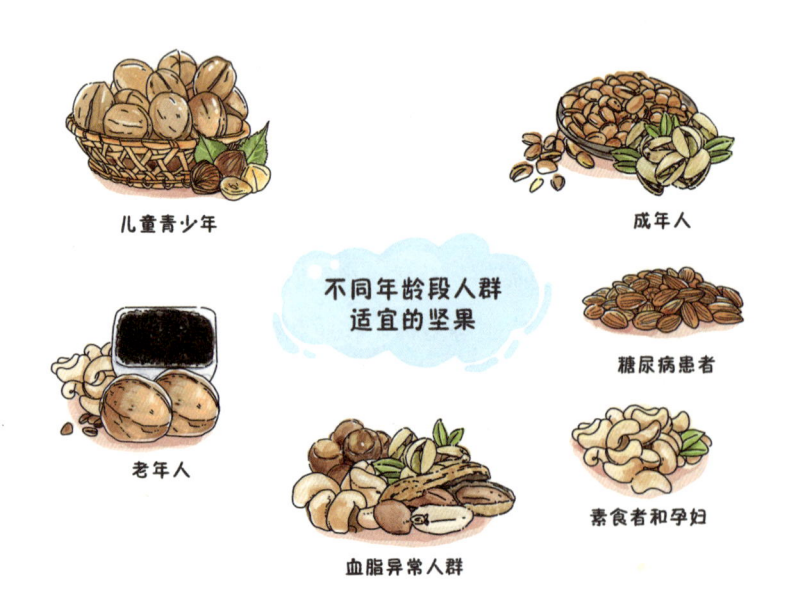

儿童青少年

成年人

不同年龄段人群适宜的坚果

糖尿病患者

老年人

素食者和孕妇

血脂异常人群

问题 31 选购和食用坚果需要注意哪些

一是适量摄入。吃的时候需要控制好量，避免在不知不觉中摄入过多而增加超重肥胖和慢性病等的发生风险。

二是首选原味，避免炒焦。选择没有额外添加盐或糖的原味坚果；盐焗、炭烤、奶香等口味的坚果不利于健康，要少吃。坚果中含有大量脂肪、蛋白质、碳水化合物，被炒焦时，原本对身体有益的营养素开始部分转化为致癌物质。

三是开封后尽快食用。袋装坚果打开后若不能马上吃完，最好密封保存，在一周或半月内吃完。散装坚果尽量放在密闭容器中（如洗净的茶叶桶、奶粉桶），保存在干燥阴凉的地方，并趁新鲜的时候尽快食用。

四是注意食用环境。小孩子食用坚果时要注意安全，在哭闹、大笑时不吃坚果，以防发生意外。

第四章
谷薯杂豆类，粗细搭配好

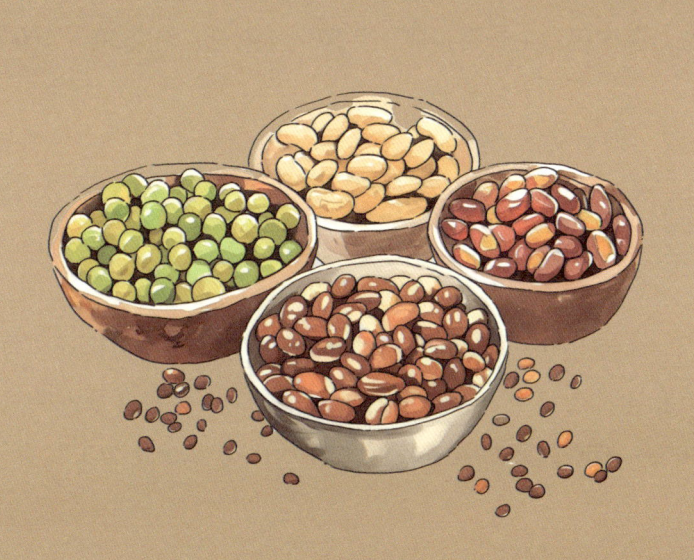

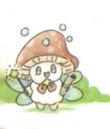

问题 32　通常所说的"主食"包括哪些食物

主食是指"粮食",含有一定量的碳水化合物,是人体所需能量的主要来源。米饭和面食是日常膳食中最常见的主食。但实际上,主食食材的选择相当丰富,包括谷类、杂豆类和薯类。

谷类主要包括麦类(小麦、大麦、燕麦、黑麦、青稞)、稻类(籼稻、粳稻、糯稻)、玉米、高粱、粟(小米)、黍(大黄米)、黄米、荞麦等。

杂豆类主要包括赤豆、芸豆、绿豆、豌豆、鹰嘴豆、蚕豆等。

薯类主要包括马铃薯(土豆)、甘薯(红薯、山芋)、芋头、山药和木薯等。

每天保证充足的主食摄入是合理膳食的基础。《中国居民膳食指南(2022)》建议成年人每天摄入谷类食物 200～300 克,其中包含全谷物和杂豆类 50～150 克,薯类 50～100 克。

问题 33　杂豆有哪些营养特点?与大豆类的区别是什么呢

大豆中蛋白质和脂肪含量丰富,与坚果较为接近。与大豆相比,杂豆中含有丰富的碳水化合物,淀粉含量占杂豆的 50%～60%,脂肪含量较低,约为 1%,常被作为主食看待。

杂豆蛋白质含量约为 20%，低于大豆，但氨基酸的组成与大豆相似，接近人体的需要，尤其是富含谷类蛋白质所缺乏的一种人体必需氨基酸——赖氨酸。与谷类食物搭配食用，可以起到很好的蛋白质互补作用，提高谷物蛋白质利用率。此外，杂豆中 B 族维生素和膳食纤维含量较高，且含有钙、磷、铁、钾、镁等矿物质。因此，与精米白面相比，杂豆作为主食可在提供碳水化合物的同时带来更多营养素，餐后血糖反应也较低。

问题 34 谷类、全谷物和全谷物食品有什么区别

谷类食物是指禾谷类作物的果实及其制品。在碾磨加工过程中，谷皮、糊粉层和谷胚常被分离出去成为废弃的糠麸。

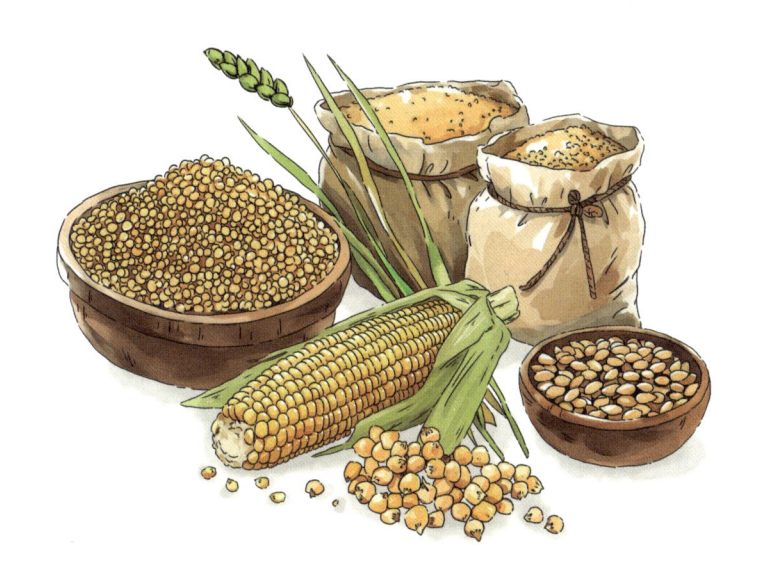

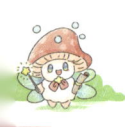

全谷物是指经过处理但未经进一步加工，保留了完整颖果结构的谷物籽粒；或虽经碾磨、粉碎、挤压等方式加工，但皮层、胚乳、胚芽的相对比例仍与完整颖果保持一致的谷物制品。

全谷物食品是指以全谷物为主要原料，经加工制作而成的，全谷物原料含量不低于51%（以干基计）的食品。全谷物原料含量在25%～50%的为"含全谷物食品"。

问题 35　常说的"粗粮"是指什么呢？与全谷物有哪些区别

"粗粮"的概念是相对"细粮"来说的，与细粮的区别在于加工方式的精细程度。进行了精细加工的精米白面为细粮；加工过程相对简单，保留了更多成分的为粗粮。各种富含淀粉且适合做主食的全谷物，其他未经过深度精制的谷物、杂豆和薯类等，在未经过精细加工的情况下，皆属于粗粮。

全谷物则强调的是保留谷物的所有部分，由糊粉层、胚乳、胚芽与麸皮等组成，同时，组成的比例应和完整的颖果一致。因保留了谷物的全部营养成分，全谷物可提供丰富的膳食纤维、B族维生素、矿物质和抗氧化物质等。而粗粮除了上述营养素，由于包括豆类和薯类，还可额外提供蛋白质、淀粉和微量元素。

问题 36 谷类的营养价值有哪些

淀粉是谷类食物的主要成分，占 40%～70%，因此，谷类是最经济的膳食能量来源。蛋白质含量为 8%～12%，因其摄入量较多，也是膳食蛋白质的重要来源。脂肪含量较少，约为 2%，玉米和小米中的脂肪含量可达到 4%，主要存在于糊粉层及谷胚中，大部分为不饱和脂肪酸，还有少量磷脂。所含维生素和矿物质的种类和数量因品种不同而有差异，由于食用量大，谷类是膳食 B 族维生素，包括维生素 B_1、维生素 B_2 和烟酸的重要来源。

谷类种子结构基本相似，分为谷皮、粉层、胚乳和谷胚四个部分。谷物的谷皮（糠）和糊粉层（外胚层）含有丰富的 B 族维生素和矿物质等。胚乳是谷粒的中心部分，主要成分是

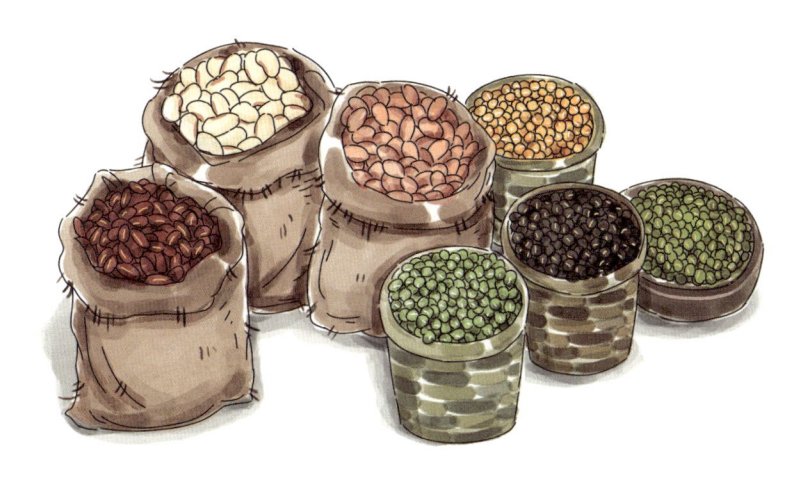

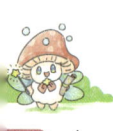

淀粉和少量蛋白质。谷胚是种子发芽的地方，含有蛋白质、脂肪、多不饱和脂肪酸、维生素 E、B 族维生素和矿物质等。

问题 37 全谷物与精制谷物的区别在哪里？有哪些营养价值呢

我们通常吃的小麦粉和精白米，在加工过程中被去除了谷物最外层的胚芽和皮层，仅留下淀粉含量高的胚乳部分，虽然口感更细腻，但营养价值大打折扣。膳食纤维损失严重，B族维生素和矿物质损失 60%～80%。而全谷物则保留了完整的谷粒所具备的谷皮、糊粉层、胚乳和胚芽等部分，含有谷物全部的天然营养成分。

①膳食纤维。全谷物富含膳食纤维，可降低血糖生成指

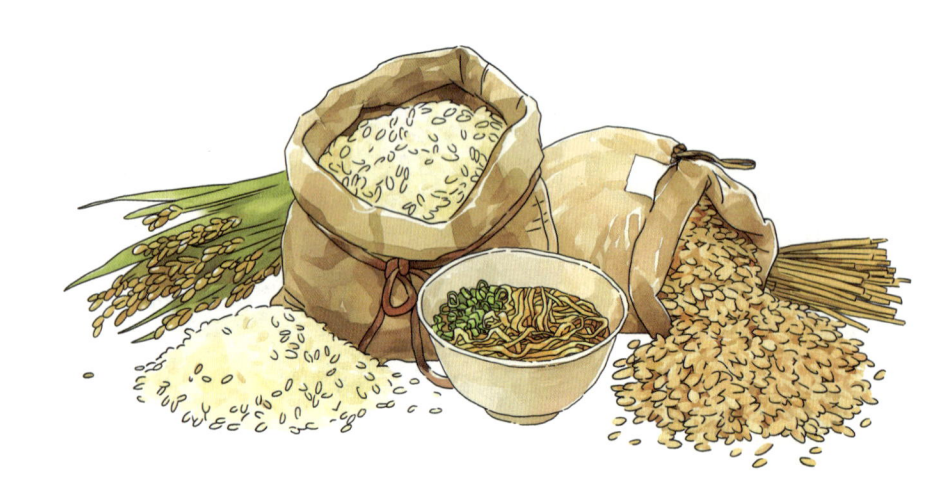

数，控制血糖；维持肠道功能，预防便秘；吃后容易产生饱腹感，有利于控制体重。

②维生素和矿物质。全谷物含有丰富的 B 族维生素、维生素 E 以及铁、锌、镁等矿物质，对维持机体健康必不可少。

③抗氧化物质。全谷物富含谷维素、木酚素等抗氧化物质，有助于抵抗自由基，预防疾病。

此外，全谷物还含有不饱和脂肪酸、植物甾醇以及植酸和酚类等植物化学物。长期摄入全谷物有助于降低心血管疾病、2 型糖尿病、结直肠癌等慢性疾病的发生风险。

问题 38 每天摄入多少谷类食物为宜呢

《中国居民膳食指南（2022）》建议一般人群平均每人每天摄入谷类食物 200～300 克，其中全谷物和杂豆类 50～150 克，相当于一天中谷类食物的 1/4～1/2。全谷物，如小米、玉米、燕麦、全麦粉等都可以互相搭配，作为主食或粥类。全谷物面包、燕麦片等，也都可以作为膳食的一部分。三餐中至少一餐摄入全谷物，早餐可以吃燕麦片、全麦吐司、小米粥、燕麦粥、八宝粥、杂豆浆等；午餐或晚餐吃杂粮饭、全谷米糊、八宝粥、煮玉米、烤红薯、杂粮馒头等代一餐主食，或在小麦面粉中混合玉米粉或者选用全麦粉，白米中放一把糙米、燕麦等（适宜比例：全谷物占 1/4～1/3）来烹制米饭。

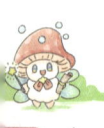

问题 39　合理膳食为什么要以谷类为主

目前，我国许多居民存在膳食结构不合理的问题，特别是成年人摄入供能食物的数量及比例搭配不合理。在食物多样的基础上，坚持谷类为主，合理搭配，不仅体现了我国传统膳食结构的特点，也能满足平衡膳食模式要求。谷类是我国主要的粮食作物，是人体最经济、最重要的能量来源，占总能量的 50%～65%。谷类是膳食中的主食，富含碳水化合物，也是 B 族维生素、矿物质、膳食纤维和蛋白质的重要食物来源。同时，与精制米面相比，全谷物和杂豆可提供更多的 B 族维生素、矿物质、膳食纤维等营养成分，对降低肥胖、2 型糖尿病、心血管疾病、肿瘤等膳食相关疾病的发生风险具有重要作用。因此，日常膳食应做到谷类为主，同时，每天宜摄入一定量的全谷物和杂豆。

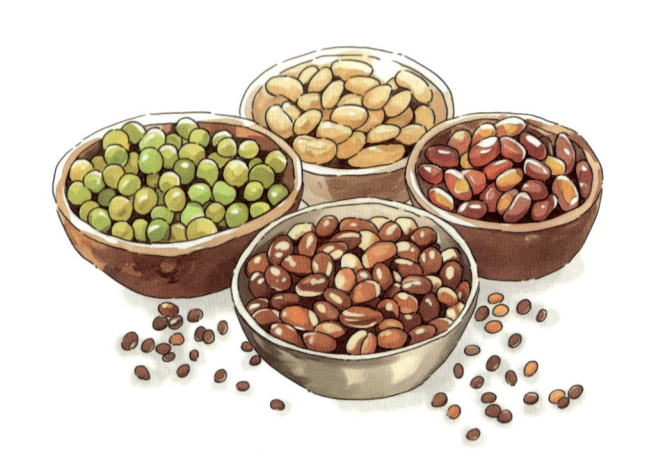

问题 40　如何做到谷物为主

一日三餐都要摄入充足的谷类食物，每餐应有谷类食物烹制的主食。可以选用不同种类的谷类食物，采用不同的烹调加工方法，制作成各具风味的主食。大米可以做米饭、米粥、米粉、年糕或米糕等；小麦可以做馒头、面条、烙饼、面包、疙瘩汤、饺子、馄饨或包子等；其他杂粮也可以通过加工成米或面的方式加入大米或小麦粉中，做成各式的中式点心。同时，当前我国居民所摄入的谷类基本是精加工的大米和面粉，这样的谷类组成不利于健康。一日三餐中需保持至少一餐有全谷物或杂豆的摄入，保证每天 50～150 克的摄入量。此外，在外就餐特别是聚餐时，也不要忽视主食。点餐时，宜首先点主食和蔬菜类，不能只点肉菜；就餐时，主食和菜肴同时上桌，避免发生主食吃得很少或不吃主食的情况。

问题 41　主食如何搭配食用

一是粗细搭配。日常主食选择全谷物或粗粮替代部分精加工米面，粗细搭配，可以增加膳食纤维和 B 族维生素的摄入，营养更全面。如白米中可放入一把全谷或红小豆、绿豆来烹制米饭。

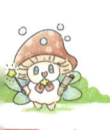

二是粮豆混食。在主食中加入豆类，可提高蛋白质质量和吸收率。如杂豆可以做成各式主食，各种豆馅也是烹制主食的好搭配。有些杂豆类食物还可做成可口的菜肴，如将芸豆、花豆、红豆煮软，适当调味后制成美味的凉菜，绿豆泡涨发芽可以炒菜。

三是粮薯搭配。薯类食物与谷物一起食用，有助于控制餐后血糖水平。如马铃薯和红薯经蒸、煮或烤后，可直接作为主食食用，也可以切块放入大米中经烹煮后同食。马铃薯粉、红薯粉及其制品是制作主食原料的良好选择，市售的马铃薯或红薯馒头、面条等可供选购。

问题 42 如何科学巧妙地吃谷物

一是多种搭配。藜麦、大麦、小米、高粱米、荞麦、燕麦、薏米、黑米、玉米、糙米等均可与精制大米互相搭配食用，全谷物和杂豆类之间也可互相搭配食用。杂粮粥中加入芝麻粉、葡萄干和大枣等，可使膳食更美味。

二是多样化烹饪。利用不同搭配做成米饭、粥、馒头、凉菜、烘焙点心等均可，以丰富我们的日常膳食结构。

三是依据谷物特性烹饪。如烹调谷类食物不宜加碱，以免破坏 B 族维生素。淘米不宜用力搓揉，淘洗次数不宜过多。红豆、薏米等质地较硬的杂粮，可提前泡好再烹制。

四是巧用炊具。可用豆浆机制作五谷豆浆或杂粮米糊,电饭煲或高压锅烹煮八宝粥、豆粥或杂粮饭,电蒸锅蒸鲜玉米、杂粮馒头等。

五是循序渐进食用。少量逐渐增加,从口感相对软糯逐渐过渡至粗硬。对于消化功能较弱的人来说,不可过量食用。

问题 43 不同人群如何择谷而食呢

全谷物虽然营养丰富,但其中膳食纤维、抗性淀粉等含量较高,会对胃肠道造成一定的压力。同时含有植酸,会在一定程度上影响矿物质吸收。因此,全谷物不可全部代替精白米面。

①对于老年人、儿童、肠胃不好的人群,可选择小米、大黄米、藜麦等小颗粒、容易煮软、易于消化吸收的全谷物,或与精白米面搭配食用。

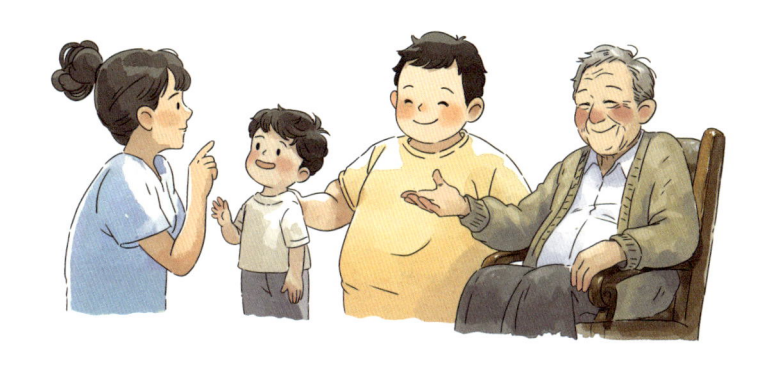

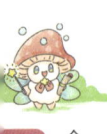

②糖尿病患者推荐选择燕麦片、荞麦面、莜麦面、玉米面和混合面、加入大麦的杂粮饭等血糖负荷较低的食物。

③血脂异常人群可选择燕麦、荞麦或莜麦面。燕麦含有一种可溶性膳食纤维——β-葡聚糖，对血脂、血糖有很好的调节作用。

④对于有便秘困扰的人群，可以选择大麦、藜麦等，其中不溶性膳食纤维含量较高。

问题 44 如何通过食品标签科学选购全谷物食品

现在市面上有些全麦面包其实只是加了色素的假全麦，包装上的产品名称不一定与配料表相符，我们在选购时要仔细甄别，可以利用食品标签来识别真的"全麦面包"或"全谷物"。要仔细查看配料表，列在第一位的须为全谷物，如"全麦粉""黑全麦粉""全玉米"等。如果某一食品包装上写着"全麦面包"，但配料表中第一位为"小麦粉"，而不是"全麦粉"，那就不是全谷物食品。同时，要关注标明的全谷物原料的具体含量是否在51%以上。此外，可以关注一下营养成分表中膳食纤维的含量。当每100克产品中含6克及以上膳食纤维时，可称为"高膳食纤维或者富含膳食纤维"。如果全谷物食品中膳食纤维含量达到了这个标准，那么，全谷物的添加量也不会低。

第五章

蔬菜水果营养好，合理膳食不可少

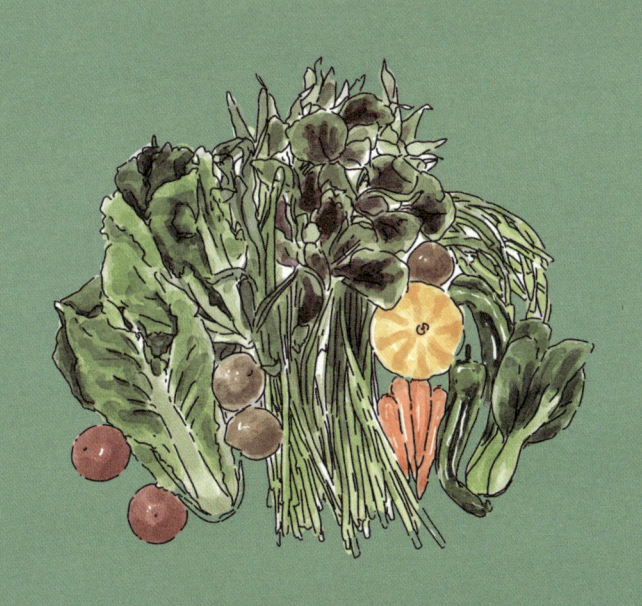

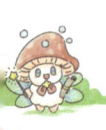

问题 45　蔬菜分为哪些种类，哪些属于深色蔬菜

蔬菜按其可食部位和结构不同，可分为根茎类、叶菜类、瓜茄类、鲜豆类、花芽类和菌藻类等；根据颜色的不同，可分为深色蔬菜和浅色蔬菜。深色蔬菜，可以比作"彩虹蔬菜"，是指绿、红、黄、橙、紫等非白色、浅色的蔬菜。与浅色蔬菜相比，深色蔬菜中 β-胡萝卜素、维生素 B_2 和维生素 C 的含量均较高，而且含有更多的植物化合物，更有益于身体健康。

常见的深绿色蔬菜包括菠菜、油菜、芹菜叶、蕹菜、莴笋叶、韭菜、西蓝花、茼蒿、萝卜缨、芥菜、西洋菜等。这些蔬菜含叶绿素、叶酸、维生素 C、维生素 K、钙等。

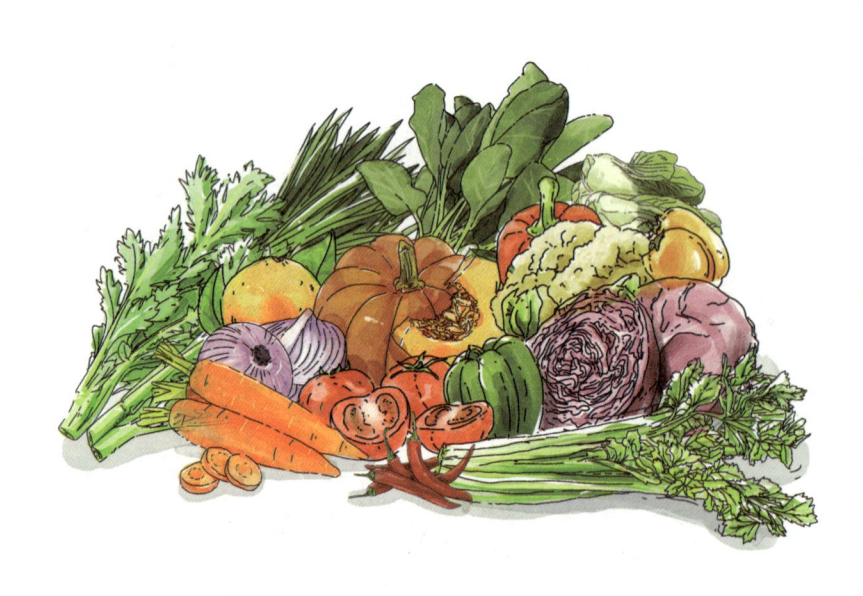

常见的黄红色蔬菜包括番茄、胡萝卜、南瓜、彩椒、红辣椒等。这些蔬菜中富含维生素C、类胡萝卜素、番茄红素等。

常见的蓝紫色蔬菜包括红或紫苋菜、紫甘蓝、紫菜薹等。这些蔬菜含花青素、膳食纤维等。

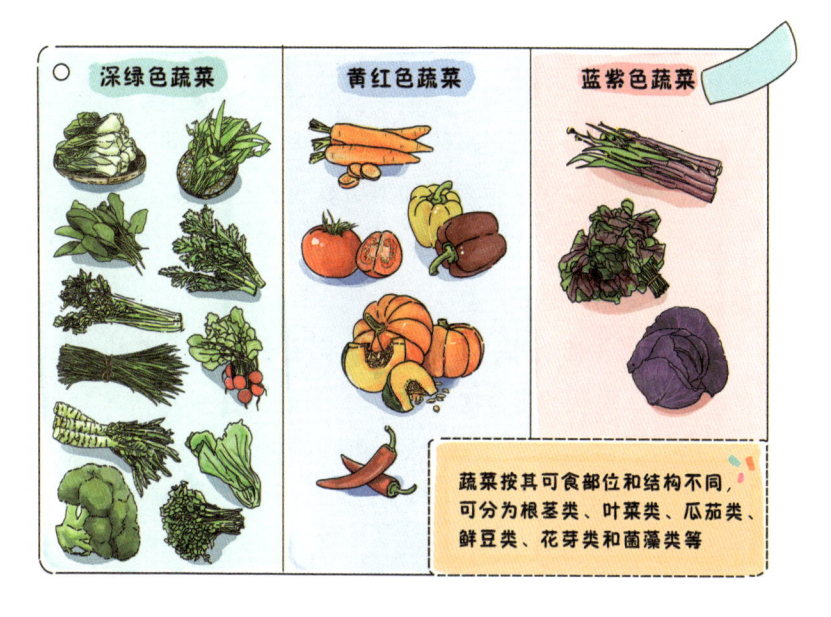

> 蔬菜按其可食部位和结构不同，可分为根茎类、叶菜类、瓜茄类、鲜豆类、花芽类和菌藻类等

问题 46 不同种类蔬菜的营养价值有何不同

新鲜蔬菜含有丰富的维生素、矿物质、膳食纤维，以及槲皮素、植物甾醇、硫代葡萄糖苷等植物化学物，具有调节肠道菌群、延缓餐后血糖升高、减轻炎症反应等作用，有助于预防和改善超重肥胖、心血管疾病和糖尿病等。不同种类蔬菜的营

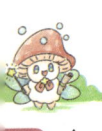

养价值如下：

①嫩茎、叶、花菜类蔬菜（如油菜、西蓝花）富含 β－胡萝卜素、维生素 C、维生素 B_2、矿物质，叶类蔬菜的维生素含量一般高于根茎类和瓜菜类。

②十字花科蔬菜（如甘蓝、菜花）富含植物化学物，如异硫氰酸盐。

③鲜豆类蔬菜含有丰富的氨基酸、多种矿物质和维生素。

④瓜茄类蔬菜中维生素 C 和类胡萝卜素含量较高。

⑤食用菌类（如口蘑、香菇）含有蛋白质、多糖、维生素 D 的前体物质麦角固醇等。

⑥葱蒜类（如大蒜、韭菜）含有丰富的含硫化合物和一定量的类黄酮、皂苷类化合物。

⑦藻类（如紫菜、海带）富含碘。

问题 47 每天吃多少蔬菜有利于身体健康呢

《中国居民膳食指南（2022）》推荐成人每天摄入蔬菜不少于 300 克，其中新鲜深色蔬菜应占 1/2。

一是注重新鲜。新鲜应季的蔬菜颜色鲜亮，水分含量高，营养丰富，味道清新。

二是种类多样。蔬菜的种类有上千种，含有的营养素和植物化学物各不相同，因此挑选和购买蔬菜时要多变换，每天达到 3 ~ 5 种。

三是合理分配。要将每天的蔬菜量合理分配到一日三餐中，坚持餐餐有蔬菜，每顿饭的蔬菜应占整体膳食餐盘的 1/2。适合生吃的蔬菜，可作为饭前饭后的"零食"和"茶点"。

四是合理保存。当日购买的蔬菜尽量当日食用，若购买的量较多时，应按照每次食用量分别用厨房用纸包起来放入冰箱冷藏，留住新鲜并尽早食用。

问题 48 吃蔬菜可以代替水果吗

虽然蔬菜和水果都富含多种维生素和矿物质，在营养成分方面有相近之处，但营养价值各有特点。从营养素差异来看，蔬菜中的深色蔬菜含有较为丰富的维生素 A、维生素 C、铁和钙等，含糖量较低，而水果中通常富含维生素 C、有机酸、抗氧化物和一些特定的植物化合物（如柑橘类中的黄酮类物质），含糖量较高。从膳食纤维来看，蔬菜提供的是不可溶性膳食纤维，有助于改善肠道功能和防止便秘。水果则主要提供可溶性膳食纤维（如果胶），有助于降低血液中的胆固醇水平。此外，蔬菜多数需要烹饪后食用，这可能影响某些维生素的含量，但同时也使一些营养素更易被人体吸收。水果通常是生食，可保留更多的维生素等营养物质。因此，蔬菜和水果均是健康膳食的重要组成部分，二者不能相互代替。

问题 49 新鲜蔬菜如何巧烹饪来保证营养呢

加热烹调除改变食物口感和形状外，在一定程度上降低了非根茎类蔬菜的营养价值，如维生素的降解和矿物质的流失。根据蔬菜特性选择适宜的加工处理和烹调方式可以较好地保留营养物质。

一是先洗后切。尽量用流水冲洗蔬菜，不要在水中长时间浸泡，切后再洗会使蔬菜中的水溶性维生素和矿物质从切口处流失过多。洗净后尽快加工处理、食用。

二是开汤下菜。加热时容易造成水溶性维生素（如维生素C、B族维生素）损失，同时破坏蔬菜中的氧化酶，降低对维生素C的氧化作用。因此要掌握适宜的温度，待水开后蔬菜再下锅。水煮根茎类蔬菜，可以软化膳食纤维，改善蔬菜口感。

三是急火快炒。缩短蔬菜的加热时间，减少营养素的损失。但是有些豆类蔬菜（如菜豆）需要充分加热。

四是炒好即食。由于营养素会随储存时间的延长而丢失，还可能增加亚硝酸盐含量，因此已烹调好的蔬菜应尽快食用，现做现吃，避免反复加热。

五是适宜烹调。绿叶蔬菜和橙黄色蔬菜中的维生素K、类胡萝卜素等都属于脂溶性物质，用适量烹调油炒制可以提高营

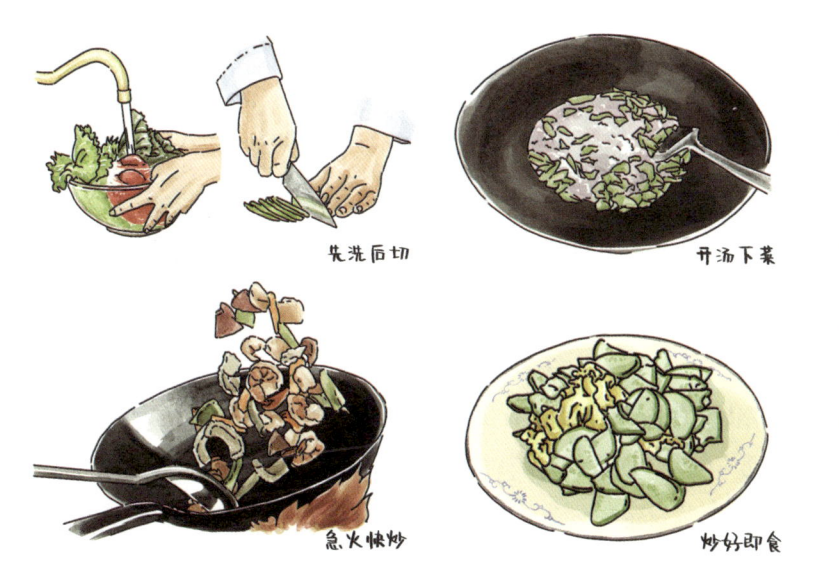

先洗后切　开汤下菜　急火快炒　炒好即食

养素利用率。烹调菠菜等含草酸较多的蔬菜时，先用沸水焯一下可有效去除草酸，提高食物中钙、铁、镁等的吸收。

问题 50　常见的水果有哪些，营养价值是什么呢

　　水果是平衡膳食的重要组成部分。水果种类很多，根据果实的形态和特性大致可分为五类：浆果如葡萄、草莓等；瓜果如西瓜、哈密瓜等；柑橘类如柳橙、柚子等；核果如桃、李、枣等；仁果如苹果、梨等。也可按照地区分类，如热带水果。多数新鲜水果含水量为 85%～90%，富含多种维生素，如维生素 C，以及钾、镁等矿物质，同时还含有纤维素、半纤维素

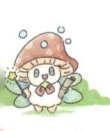

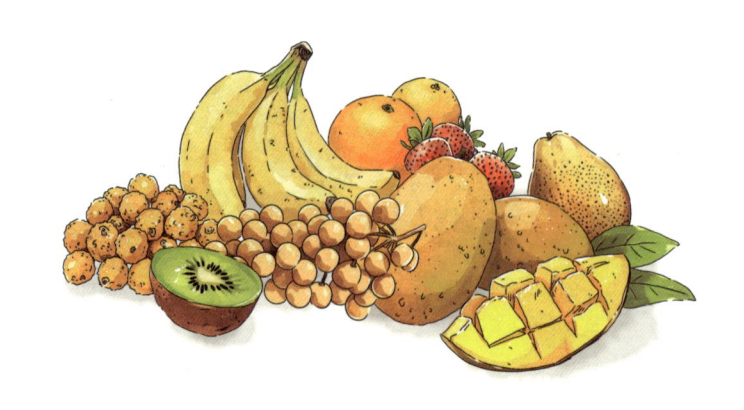

和果胶等膳食纤维，有助于调节人体的新陈代谢，增强免疫力。还含有较为丰富的有机酸，如柠檬酸、果酸、苹果酸、酒石酸等，对维生素 C 的稳定性有保护作用，还可刺激消化腺分泌，增进食欲，有利于消化。此外，含有黄酮类物质、芳香物质、香豆素、D- 柠檬萜（存在于果皮的油中）等多种植物化学物，具有特殊的生物活性，有益于机体健康。

问题 51 每天吃多少水果为宜

《中国居民膳食指南（2022）》建议每天摄入 200～350 克新鲜水果（不包括果皮、果核的重量），即 1～2 个拳头大小。同时我们要注意，这个量是指"每天"应摄入的量，最好不要一周中集中在某一天吃大量水果。部分水果（如荔枝、桂圆等）的含糖量较高，一次性食用过多可能引起血糖升高，而且会出现"上火"的现象。

但当前研究显示，我国居民日常水果平均摄入量明显不足，尤其是白领人群，水果类食物的平均摄入量低于推荐摄入量的30%，也就是说每天水果摄入量不足100克。儿童青少年维生素C总体摄入水平不足，有85.2%的孩子水果摄入量不足60%。因此，要做到应季水果每一"添"，天天有水果。

200～350克水果相当于1个中等大小的苹果＋1个橘子、3～4个猕猴桃、1根较大的香蕉、1个略大的梨、2个中等大小的水蜜桃、20颗左右中等大小的草莓、半个菠萝。

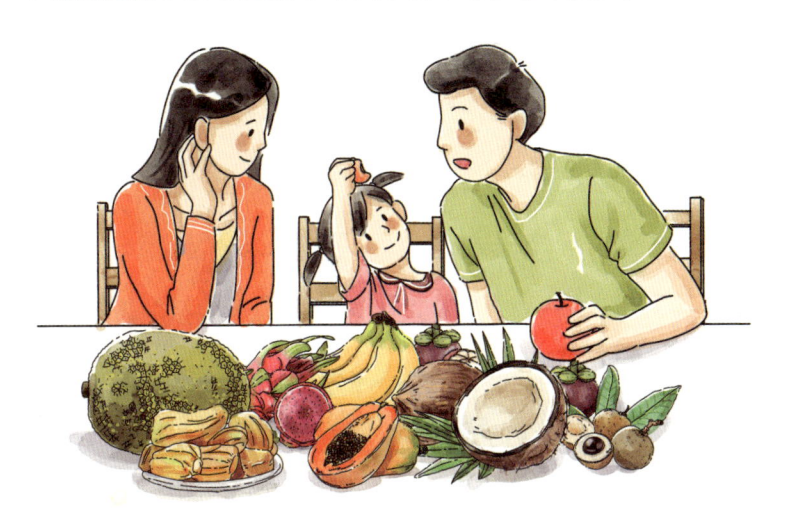

问题 52　不同人群如何选择水果

①糖尿病人群。尽量选择升糖指数（GI）低的水果，有些水果虽然吃起来很甜，但不代表升血糖速度一定很快。建议吃

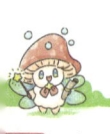

樱桃、柚子、苹果、桃子、梨、橙子、草莓、车厘子、圣女果等，少吃荔枝、桂圆、石榴、冬枣等水果。

②超重肥胖人群。可选择热量低的水果，如圣女果、木瓜、草莓、香瓜、杨桃等，少吃榴莲、菠萝蜜、冬枣、椰子等水果。

③肠胃不好的人群。选择温和、不太酸涩的水果，如火龙果、苹果、桂圆、桃子等，少吃柿子、菠萝、山竹、甘蔗等水果。

④心血管疾病人群。宜吃山楂、柑橘、柚子、桃子、草莓等水果，这些水果中富含维生素C和烟酸（尼克酸），具有降血脂的作用。

问题 53 糖尿病患者能吃水果吗

水果吃起来甜甜的，主要是因为其中含有果糖、蔗糖、葡萄糖。但水果中富含的膳食纤维（尤其是可溶性膳食纤维）可以帮助延缓餐后血糖上升，对控制血糖具有一定作用。同时，水果含有丰富的维生素、植物化学物等膳食成分，是合理膳食结构中重要的一部分。因此，血糖控制稳定的患者可以适当食用水果。血糖控制较理想时，适量（每天不超200克）、适时（两次正餐之间）吃水果，一次不宜吃太多。并选择含糖量相对较低（如青梅、杨梅、柠檬等）或血糖负荷较低的水果（如樱桃、李子、柚子、鲜桃、苹果、梨等）。当血糖控制不理想时，可用番茄、黄瓜等蔬菜代替水果。

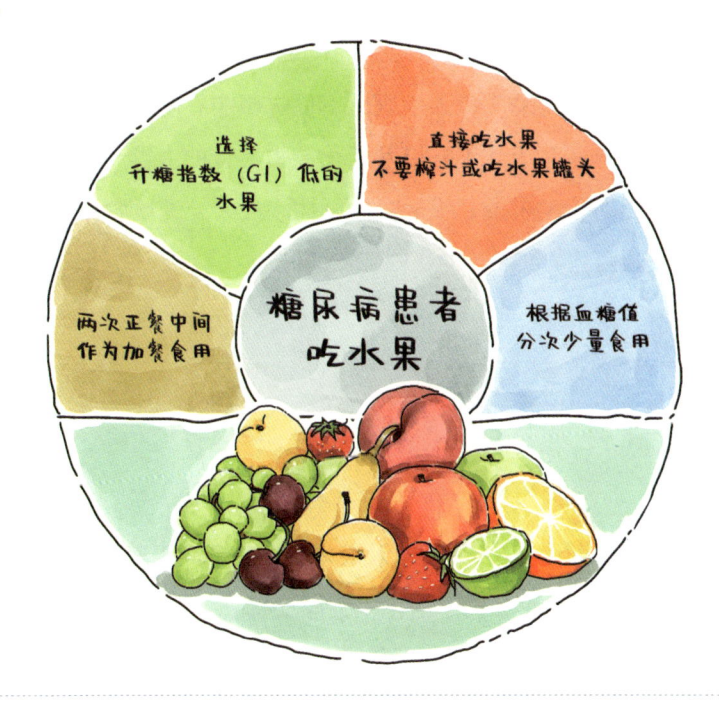

糖尿病患者吃水果：
- 选择升糖指数（GI）低的水果
- 直接吃水果不要榨汁或吃水果罐头
- 根据血糖值分次少量食用
- 两次正餐中间作为加餐食用

问题 54 果汁能代替水果吗

有些人认为喝足够量的果汁代替水果也能满足营养所需，但实际上，果汁不能代替水果。鲜榨果汁压榨的过程会破坏水果中某些易氧化的维生素，并且细胞壁被破坏后，糖分游离到细胞外变成游离糖，更快被机体吸收导致血糖升高。同时，会造成果胶等水溶性膳食纤维和不溶性膳食纤维的损失，这些膳食纤维对防控糖尿病、心血管疾病、促进肠道蠕动或是防止热量过剩均有重要作用。买来的市售或现榨果汁中，还常加入糖、色素、防腐剂等。因此，即便是喝含有果肉的果汁仍有较大营养损失，吃整个新鲜水果才是良好选择。对于儿童青少

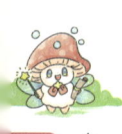

年，吃水果还有助于增强饱腹感、促进咀嚼吞咽功能和精细动作发育等。而对于牙不好以及消化能力欠佳的人群（病人、老年人、婴幼儿）来说，喝适量的鲜榨果汁来补充膳食中的营养成分较为合适。

问题 55　如何科学食用水果

一是适量食用。成人每天摄入 200～350 克的新鲜水果，过量食用可能导致腹泻、消化不良等症状。

二是多样化摄入并合理搭配。不同水果中的营养成分不同，对机体具有不同的益处。因此，每天应搭配摄入多种水果，并常变换种类，满足机体对营养的需要。

三是选择时令水果。应季水果的营养价值更高，且更符合自然规律。同时，选择新鲜、无农药残留的水果也至关重要。

四是吃新鲜水果。直接食用新鲜的应季水果可以最大限度地减少在加工过程中营养成分的流失，此外，放置过久的水果在营养素和糖分上也会有比较大的变化。

第六章
蛋类营养价值高，保护健康很重要

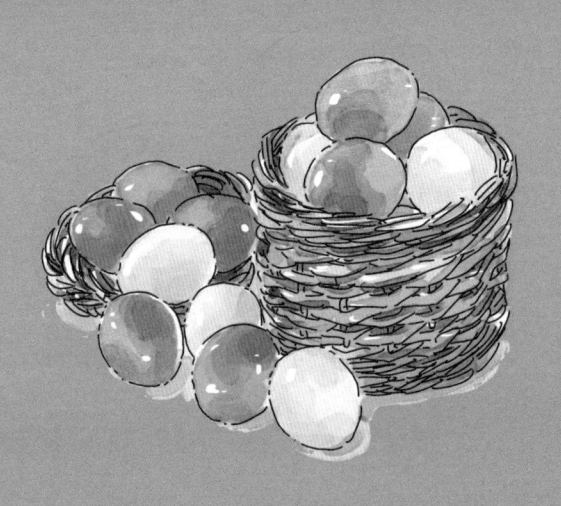

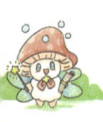

问题 56　吃鸡蛋有什么营养呢

蛋类有鸡蛋、鸭蛋、鹅蛋、鹌鹑蛋等，经常食用的是鸡蛋，其营养丰富且易于消化吸收，是一种非常好的食物。鸡蛋蛋白质含量高（约12%），其必需氨基酸组成与人体需要最为接近，是优质蛋白质来源，同时，人体对鸡蛋中蛋白质的吸收率高达98%。鸡蛋中含有的维生素种类较为齐全且含量丰富，包括所有的B族维生素、维生素A、维生素D、维生素E、维生素K以及微量的维生素C。矿物质含量为1.0%～1.5%，其中磷、钙、铁、锌、硒含量较高。蛋黄中的脂肪组成以油酸为主，磷脂含量也较高，但含有的卵黄高磷蛋白对铁的吸收有干扰作用，因此蛋黄中铁的生物利用率较低，仅为3%左右。

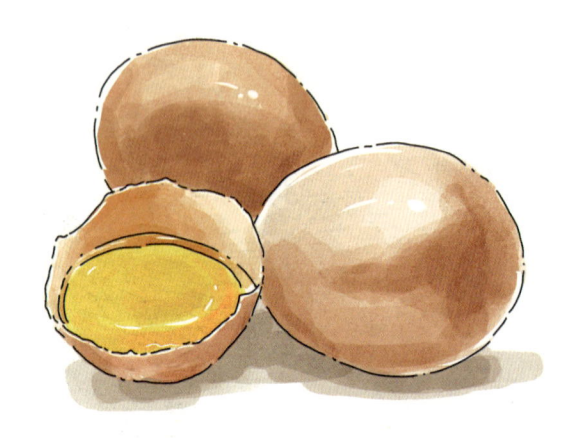

问题 57　吃鸡蛋时只吃蛋白、丢弃蛋黄的操作是对的吗

全蛋营养价值高，蛋类的蛋白质含量一般在 10% 以上，同时蛋类的矿物质与维生素的含量也十分丰富。

蛋黄中营养素种类丰富且含量高，是蛋类维生素和矿物质的主要集中部位，如维生素 D、维生素 B_{12}、铁、硒等，并且富含磷脂和胆碱，对健康十分有益。因此，吃蛋应当吃完整的蛋，而不应舍弃蛋黄。

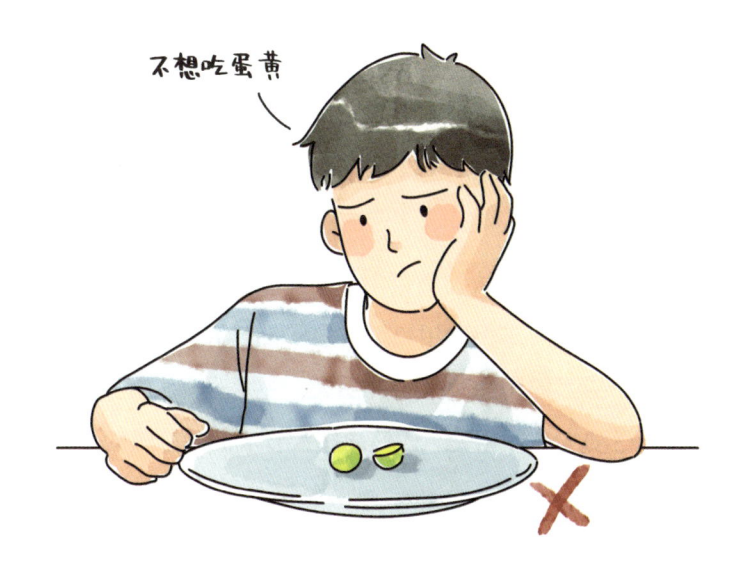

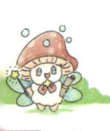

问题 58　高胆固醇血症的人可以吃鸡蛋吗？鸡蛋食用有什么禁忌吗

鸡蛋含有丰富的卵磷脂，而卵磷脂进入人体血液后，会使胆固醇、脂肪的颗粒变小，使其处于悬浮状态，不易在血管壁沉积，并不会导致血液中胆固醇水平明显升高，少量食用不会对高胆固醇血症病情造成影响。

鸡蛋属于高蛋白质食物，相对容易致敏，所以对蛋白质过敏者要避免吃，以防出现皮肤斑疹、瘙痒、红肿等过敏反应。鸡蛋可能会增加热量效应，导致高热患者产热量进一步增加，因此也不建议高热患者多吃。

问题 59　吃鸡蛋会导致血清胆固醇升高的说法对吗

一些高血脂人群认为鸡蛋中会含有胆固醇，担心吃鸡蛋会造成胆固醇升高而避免食用鸡蛋。事实上，人体内的胆固醇含量和饮食中摄入的胆固醇关系并不大，主要是和人体遗传、代谢，身体运动水平等相关。人体内每天合成的胆固醇为 1～1.2 克，是体内胆固醇的主要来源，而来源于膳食的胆固醇只占体内合成胆固醇的 1/7～1/3。

鸡蛋是日常生活中常见的食物，胆固醇集中在蛋黄，一个

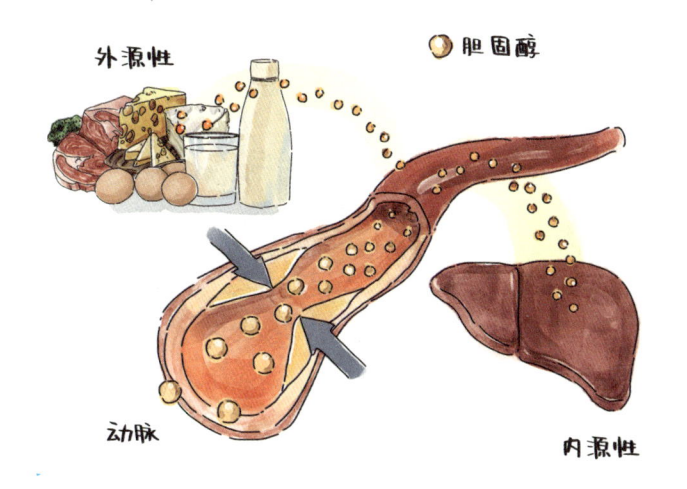

鸡蛋约含有 648 毫克胆固醇的成分，适当食用鸡蛋一般不会导致胆固醇升高。但若过量食用鸡蛋，则可能使胆固醇摄入量增加，出现胆固醇升高的情况。

问题 60　红皮鸡蛋比白皮鸡蛋营养价值高吗

鸡蛋壳的颜色是由沉积到蛋壳上的色素的种类和色素量决定的，红皮鸡蛋和白皮鸡蛋营养成分相似，不存在哪种颜色的鸡蛋更有营养的说法。蛋壳颜色主要与"卵壳卟啉"这种物质相关，有些品种的蛋鸡血液中的血红蛋白可代谢出卵壳卟啉物质，所以能产出红皮鸡蛋；而有些品种的蛋鸡无法代谢出卵壳卟啉物质，所以只能产出白皮鸡蛋。鸡蛋的选择主要在于新

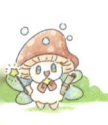

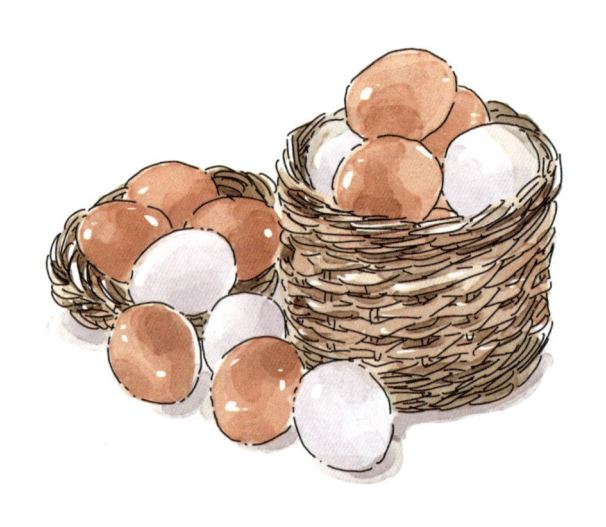

鲜，因为随着鸡蛋储存时间延长，其营养成分也会不断流失，食用价值也会降低。

问题 61 鸡蛋怎么烹调更健康

《中国居民膳食指南（2022）》建议每周最好食用 300～350 克蛋类。不同的烹调方法下，蛋白质消化率会有差异。研究证明水煮蛋是人体食用鸡蛋最营养的方式，加热不仅具有杀菌作用，而且具有提高其消化吸收率的作用。煮蛋一般在水烧开后小火继续煮 5～6 分钟即可，烹调时间过长会使蛋白质过分凝固，从而影响消化吸收。在日常膳食中，可以与各种蔬菜、肉类、米饭等搭配食用，这样既可丰富风味和口感，又可满足蛋类的摄入量。

问题 62 吃未煮熟的鸡蛋或是生鸡蛋营养健康吗

有些人喜欢食用半生不熟的鸡蛋，认为这样能够保留更多的营养。然而，未煮熟的鸡蛋可能含有沙门氏菌等致病菌，对我们的肠道健康造成威胁，引起腹泻、呕吐等症状。生鸡蛋的蛋白质呈胶状，吸收和消化率只有 30%～50%，其中的营养物质很难被肠胃消化、吸收，会导致鸡蛋营养的浪费。同时，生蛋清中含有抗生物素蛋白和抗胰蛋白酶物质，前者影响生物素的吸收，后者抑制胰蛋白酶的活力，妨碍蛋白质的消化。因此不宜吃生鸡蛋和喝生蛋清。

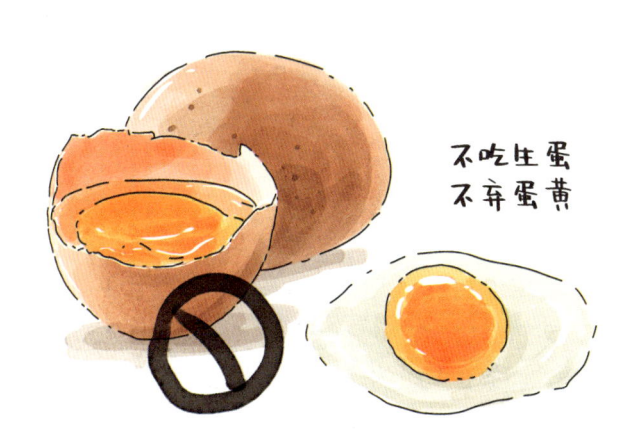

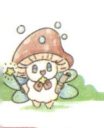

问题 63　土鸡蛋营养价值会更高一些吗

我们通常把农家散养的土鸡生出来的蛋称为"土鸡蛋"。有些人认为,"土鸡蛋"蛋黄颜色更深、口感更好,土鸡食物较天然,食品安全方面更值得信赖、更优质安全,即便价格高一些,但也更愿意购买土鸡蛋给老人、小孩和孕妇吃。但在实际的营养价值上,与普通鸡蛋相比,土鸡蛋的蛋白质、碳水化合物、胆固醇、钙、锌、铜、锰含量略多一些,而脂肪、维生素A、维生素 B_2、烟酸、硒等略少一些,总体而言与普通鸡蛋在营养价值上并没有显著差别。

问题 64　鸡蛋应该如何挑

鸡蛋的营养价值与其新鲜程度密切相关,所以在挑选鸡蛋的时候要尽量选择新鲜的鸡蛋。

看:看鸡蛋蛋壳有没有霉点。

摸:一般新鲜鸡蛋蛋壳不光滑,摸起来有"沫"或"颗粒"的感觉,而放置久了的陈旧鸡蛋蛋壳则比较光滑。

晃:晃动鸡蛋,如果鸡蛋内容物没有明显晃动感则是新鲜鸡蛋;如果感觉到鸡蛋内容物有水样晃动感,则是陈旧鸡蛋。

问题 65 不同种类加工蛋制品的营养价值如何

皮蛋（松花蛋）：与新鲜蛋相比，其水分少，蛋白质含量稍有增加，矿物质含量明显增加，但在碱的作用下，B族维生素几乎全部被破坏。同时，可能导致铅污染问题。当前有研制出无铅或低铅蛋品。

咸鸭蛋：又名腌蛋、盐蛋。鲜鸭蛋经过腌制后，由于食盐的渗透作用，其含水量和蛋白质含量降低，而脂肪、碳水化合物等含量有所上升，钙等无机盐含量明显上升。因此不宜多食，避免食盐摄入量超标。

糟蛋：是由优质的鲜鸭蛋经糯米酒糟糟制而成。糟蛋在糟渍的过程中，所生成的醇可使蛋清与蛋黄凝固变性，并使蛋有轻微的甜味，同时产生醋酸，使蛋壳软化，蛋壳中的钙盐借渗透作用渗入蛋表面的薄膜内，使糟蛋的钙含量比鲜鸭蛋高40倍左右。

第七章

红肉白肉有需求，
科学搭配有讲究

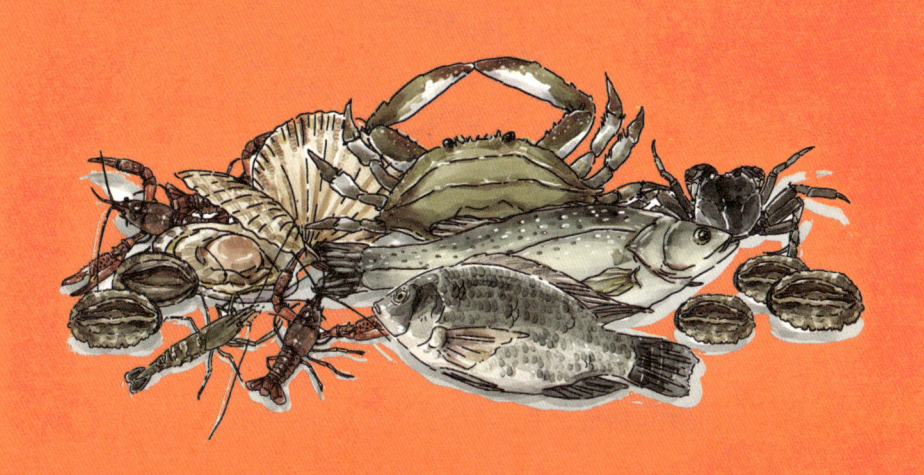

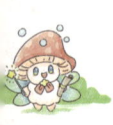

问题 66　红肉和白肉是什么

鱼虾等水产品以及禽肉这类脂肪含量相对较低、不饱和脂肪酸含量高的肉，因其肉质颜色大多较浅，称为"白肉"。相对而言，猪、牛、羊等畜肉类肌肉纤维粗硬、脂肪含量较高，在营养学上被称为"红肉"。在日常饮食中，尤其是心血管疾病风险较高的中老年人，应多吃低脂肪的"白肉"，少吃脂肪含量高的"红肉"。

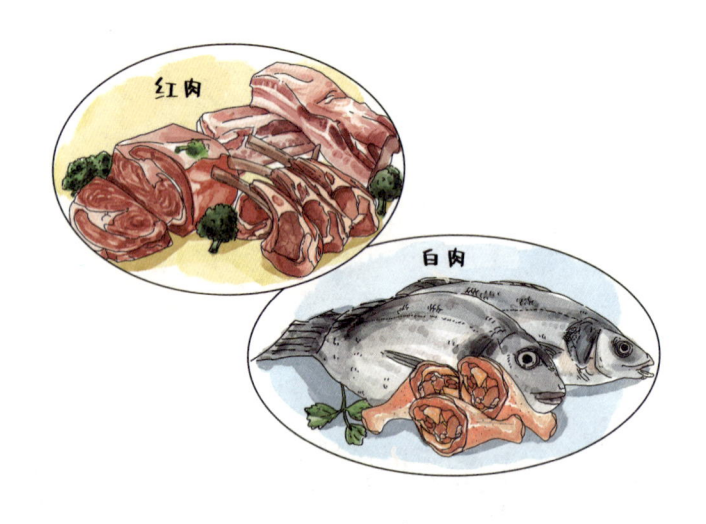

问题 67　畜肉类食物有什么营养特点

畜肉类包括猪、牛、羊等家畜的肌肉和内脏。蛋白质含量

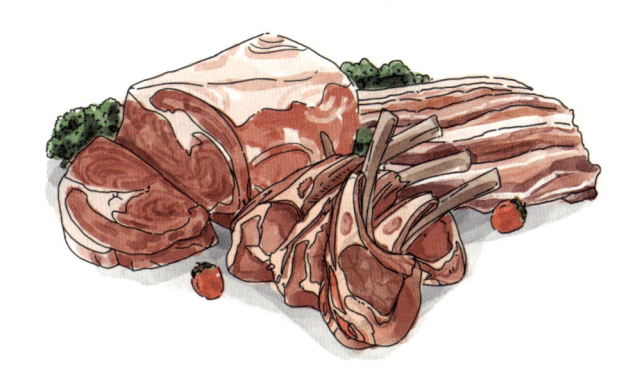

一般为 10%～20%，牛羊肉中的含量较猪肉更高，因畜肉蛋白质氨基酸组成与人体需要比较接近，利用率高，宜与谷类食物搭配食用；脂肪含量较高，平均为 15%，猪肉最高，牛肉最低；碳水化合物含量较低；维生素主要以 B 族维生素和维生素 A 为主，内脏含量比肌肉多；矿物质含量为 0.8%～1.2%，瘦肉中的含量高于肥肉，而内脏高于瘦肉；畜肉中的铁主要以血红素铁的形式存在，消化吸收率很高。

问题 68 禽肉类的营养价值有哪些呢

禽类主要包括鸡、鸭、鹅等。禽类蛋白质含量为 16%～20%，其中鸡肉的含量最高，鹅肉次之，鸭肉相对较低；脂肪含量为 9%～14%；维生素主要以维生素 A 和 B 族维生素为主，内脏含量比肌肉多，肝脏中含量最多；矿物质在内脏中含量较高，肝脏和血液中铁的含量十分丰富，每 100 克

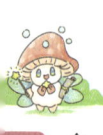

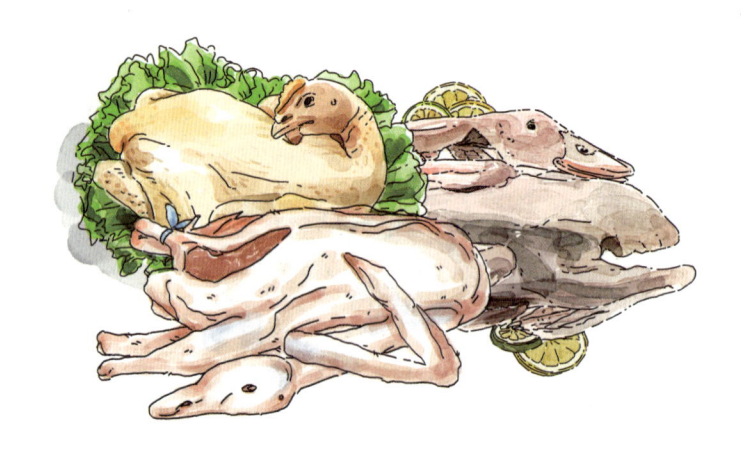

中含有 10 ~ 30 毫克，并以血红素铁的形式存在，消化吸收率很高。禽类脂肪含量也相对较低，其脂肪酸组成也优于畜类脂肪，脂肪酸构成以油酸为主，内脏饱和脂肪酸和胆固醇含量较高。

问题 69　水产品味道鲜美，具有哪些营养价值呢

水产品主要包括鱼、虾、蟹和贝类。蛋白质含量为 15% ~ 22%，含有人体必需氨基酸，属于优质蛋白，宜作为首选的动物性食物。脂肪含量相对较低，为 1% ~ 10%，且不饱和脂肪酸含量丰富，特别是鱼肉中含有的亚油酸、亚麻酸、二十碳五烯酸（EPA）和二十二碳六烯酸（DHA）等多不饱和脂肪酸，对儿童脑部发育以及预防心脑血管疾病等具有重要作用。海水鱼中 n-3 系的多不饱和脂肪酸含量高于淡水鱼。贝类

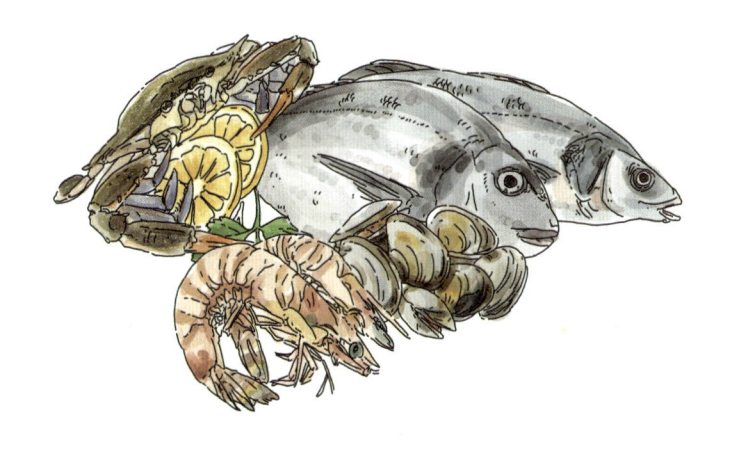

中维生素 A、维生素 D、维生素 E、维生素 B_1、维生素 B_2 和烟酸等矿物质含量较为丰富，牡蛎和扇贝中含有丰富的锌，河蚌和田螺含有较多的铁。

问题 70 鱼、禽和瘦肉的适宜摄入量为多少呢

鱼、禽和瘦肉均属于动物性食物，富含优质蛋白质、脂类、脂溶性维生素、B 族维生素和矿物质等，是平衡膳食的重要组成部分，但有些含有较多的饱和脂肪酸和胆固醇，摄入过多可增加肥胖和心血管疾病等发病风险。《中国居民膳食指南（2022）》建议成年人平均每天摄入动物性食物总量 120～200 克，相当于每周吃鱼 2 次或 300～500 克，蛋类 300～350 克，畜禽肉类 300～500 克。在日常膳食中，应优先选择鱼，吃畜肉应当选瘦肉，少吃深加工肉制品。

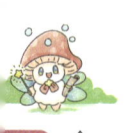

问题 71　如何控制肉类适量摄入呢

控制总量，分散食用。成人每周水产品和畜禽肉摄入总量不超过 1.1 千克。应将这些食物分散在每天各餐中，避免集中食用，定量设计食谱。1 周内鱼和畜禽肉、蛋可以互换，每天最好不少于 3 类动物性食物。

小分量，量化有数。小分量是食物多样和控制总量的好办法，在烹制肉类时，可将大块肉材切成小块后再烹饪，以便食用者掌握摄入量。肉可切成片或丝烹饪。

在外就餐时，适当减少肉类摄入。因为在外就餐时，会不自觉地增加动物性食物的摄入量，所以应当尽量减少在外就餐的次数。如果需要在外就餐，点餐时要做到荤素搭配，以清淡为主，尽量用鱼和豆制品代替畜禽肉。

问题 72　畜禽肉的吃法有何讲究

畜禽肉可采用炒、烧、爆、炖、蒸、熘、焖、炸、煨等方法。肉类在烤或油炸时，由于温度较高，营养素遭受破坏，如果方法掌握不当，如连续长时间高温油炸、油脂反复使用、明火烧烤等，容易产生一些致癌化合物污染食物，影响人体健康。在滑炒或爆炒前挂糊上浆，既可增加口感，又可减少营养素丢失。

既要喝汤,更要吃肉。喝汤弃肉的吃法不能使食物中的营养素得到充分利用,反而会造成食物资源的极大浪费。实际上,肉质部分的营养价值比汤高得多。

问题 73 如何烹饪水产品

水产蒸煮鲜味足。可采用蒸、煮、炒、熘等方法。煮对于营养素的破坏相对较小,但可使水溶性维生素和矿物质溶于水中,其汤汁鲜美,不宜丢弃。蒸与水接触比煮要少,所以可溶性营养素的损失也较少,因此提倡多采用蒸的烹饪方式。如果蒸后浇汁,既可减少营养素丢失,又可增加食物的美味。一些海水鱼中含有硫胺素酶和催化硫胺素降解的酶,大量食用生鱼可造成维生素 B_1 缺乏。

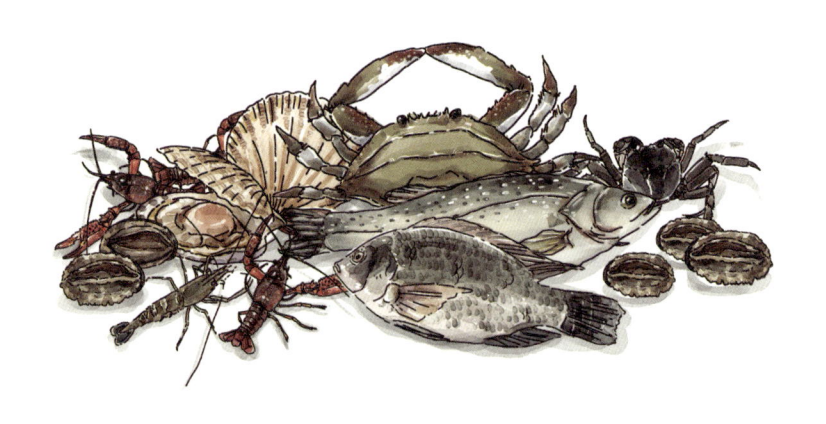

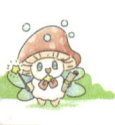

问题 74 烟熏和深加工肉制品很美味，但适宜多吃吗

烟熏和腌制肉制品是我国一些地区传统保存食物的方法，在制作的过程中也赋予了食物特殊的风味。但这些加工方法一般使用远超推荐量的食盐，同时也存在油脂过度氧化等食品安全问题。在高温加工过程中易产生一些致癌物质，过多食用可增加肿瘤发生的风险，给人体健康带来威胁。肉类深加工制品油盐用量高，保存期长，不如鲜肉或冷却肉，不宜多吃。

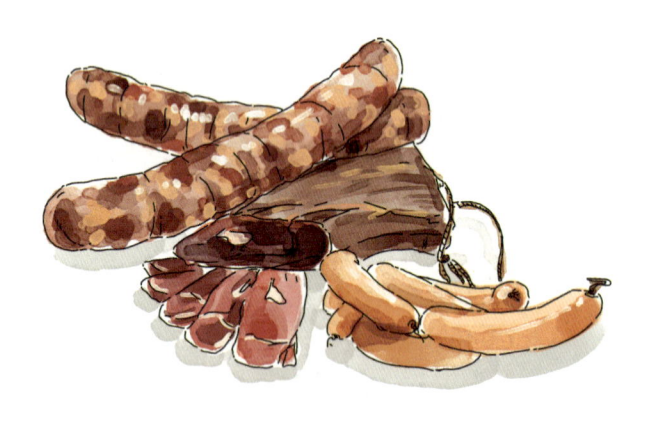

问题 75 动物内脏是否可以吃

常见的动物内脏食物有肝、肾、肺和肠等，这些内脏食物中含有丰富的脂溶性维生素、B 族维生素、铁、硒和锌等，适

量摄入可弥补风味和日常膳食不足，多数内脏产品胆固醇含量偏高，不宜天天吃，每月可食用动物内脏食物2～3次，并且每次摄入量不要过多。宜选择蛋白质含量高的动物内脏，如猪肝、腰花、鸡胗，避免脑花、肥肠等脂肪含量太高的动物内脏，并且一定要煮熟了吃，避免细菌、寄生虫等带来的食品安全问题。

第八章
合理膳食，远离油"腻"

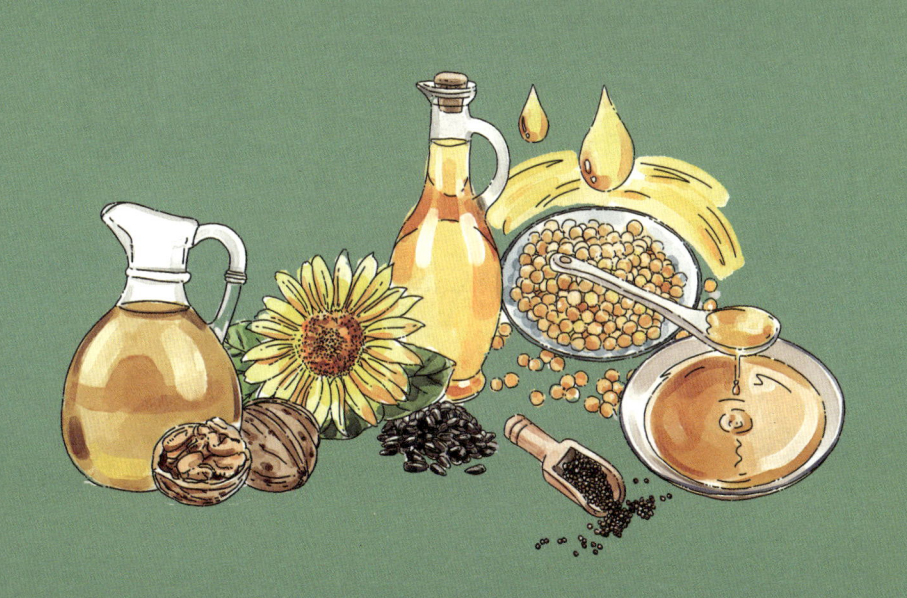

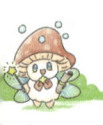

问题 76 食用油有哪些分类呢

食用油包括植物油和动物油。植物油是以植物的果实、胚芽、种子等为原料经过压榨或者浸出等工艺提取出来的。常见的植物油有大豆油、菜籽油、花生油、葵花籽油、亚麻籽油、山茶油、橄榄油、棉籽油等。动物油是利用动物的油脂提炼出来的，常见的动物油包括猪油、牛油、羊油、深海鱼油等。此外，还有将两种或两种以上食用油进行调配的调和油。调和油调节了脂肪酸组成，能够使调配后的油脂产品具有良好的风味和稳定性。

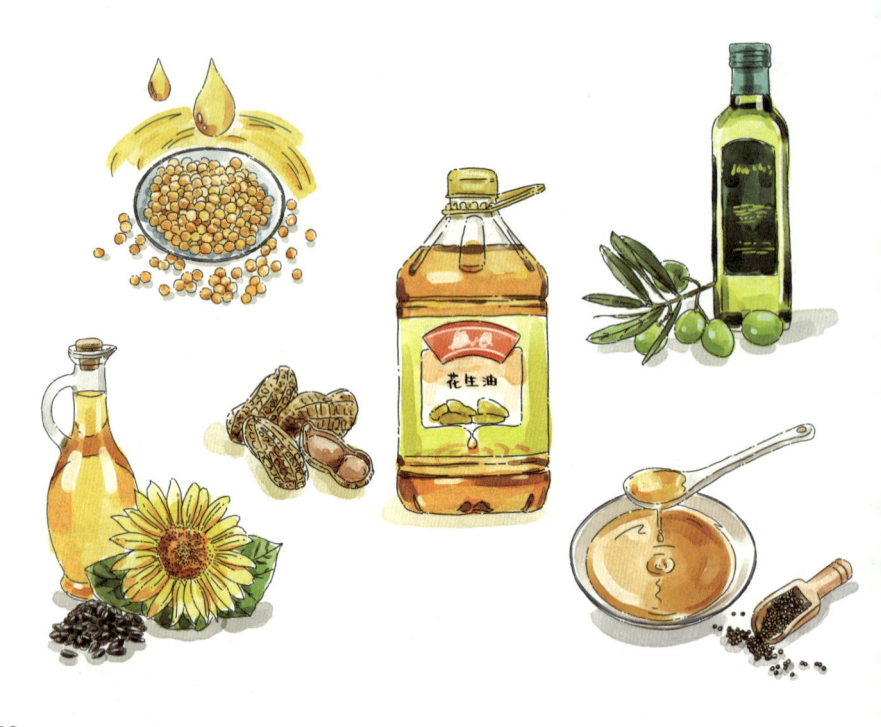

问题 77 食用油除了能提供能量，还有哪些营养价值呢

许多人认为，食用油只能提供能量，营养价值不高，其实这是一种误区。油脂是平衡膳食的重要组成部分。食用油是人体必需脂肪酸和维生素 E 的重要来源，维生素 A 的含量也较为丰富。不同食用油中的脂肪酸种类及含量不同，其中，亚油酸和 α-亚麻酸是人体必不可少而自身又不能合成的，需要从食用油中补充。一些食用油中还加入了对降低胆固醇吸收、改善血脂异常具有一定作用的植物甾醇或植物甾烷醇酯。适量摄入油脂，可促进脂溶性维生素的吸收，还具有改善口味、促进食欲、增强饱腹感等作用。

问题 78 每天食用油摄入不超过多少为宜

摄入适量的油脂有助于维持身体正常运转和各种生理功能。《中国居民膳食指南（2022）》推荐 2 岁以上幼儿每日食用油摄入量不高于 15～20 克，4～10 岁儿童不超过 20～25 克，11 岁以上儿童青少年以及成年人不超过 25～30 克。然而《中国居民营养与慢性病状况报告（2020 年）》显示，我国居民家庭人均每日食用油的摄入量为 43.2 克，远超过推荐摄入量。此外，高温烹调油、植物奶油、奶精、起酥油等可能产生反式脂

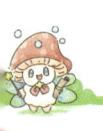

肪酸，因此在日常膳食中，还要注意减少和控制反式脂肪酸摄入量，每日不宜超过 2 克。购买预包装食品时，我们也应当注意选购油脂含量较少的食品，减少油脂摄入。

问题 79 不同种类食用油有哪些脂肪酸构成呢

脂肪酸是食用油的主要成分，可分为饱和脂肪酸、单不饱和脂肪酸和多不饱和脂肪酸。饱和脂肪酸在室温下呈半固态和固态，不易氧化，但过多摄入会升高血液中的胆固醇，增加心脑血管疾病风险。单不饱和脂肪酸和多不饱和脂肪酸易氧化，但对降低血胆固醇、甘油三酯和低密度脂蛋白胆固醇具有有益作用。不同种类食用油脂肪酸组成比例不同，因而营养特点、物理性质不同，均具有一定优势。具体构成可详见下图。

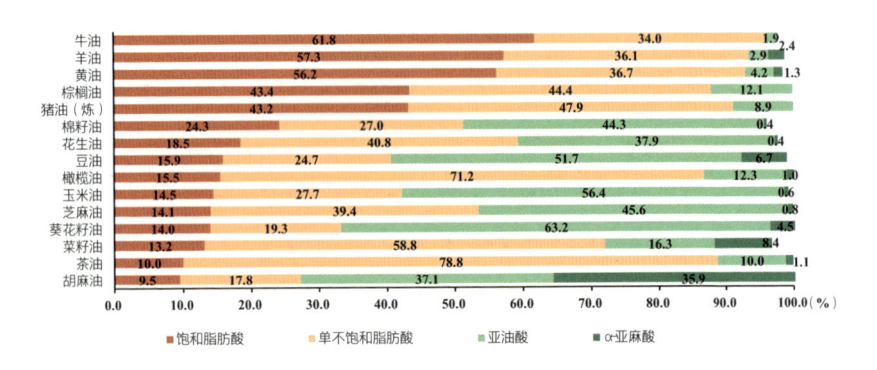

油类	饱和脂肪酸	单不饱和脂肪酸	亚油酸	α-亚麻酸
牛油	61.8	34.0	1.9	2.4
羊油	57.3	36.1	2.9	
黄油	56.2	36.7	4.2	1.3
棕榈油	43.4	44.4	12.1	
猪油（炼）	43.2	47.9	8.9	
棉籽油	24.3	27.0	44.3	0.4
花生油	18.5	40.8	37.9	0.4
豆油	15.9	24.7	51.7	6.7
橄榄油	15.5	71.2	12.3	1.0
玉米油	14.5	27.7	56.4	0.6
芝麻油	14.1	39.4	45.6	0.8
葵花籽油	14.0	19.3	63.2	4.5
菜籽油	13.2	58.8	16.3	8.4
茶油	10.0	78.8	10.0	1.1
胡麻油	9.5	17.8	37.1	35.9

不同油脂的脂肪酸构成

来源：《中国居民膳食指南（2022）》。

问题 80　动物油没有植物油健康吗？过量摄入食用油对健康有哪些危害

动物油与植物油的主要营养成分差异为动物油饱和脂肪酸含量较高，植物油不饱和脂肪酸含量较高。饱和脂肪酸摄入过量可能会升高血液中的胆固醇含量，而多不饱和脂肪酸对降血压、预防心血管疾病具有辅助作用。因此，吃植物油罹患心血管疾病的风险相对较低。但并不意味着吃植物油就绝对健康。饱和脂肪酸含量较高的植物油如摄入过多，易使体内积累过多的氧化物质，加速人体衰老。同时，摄入能量和油脂过量，容易造成脂肪在体内的过度堆积，引发肥胖、高血压、糖尿病、心脑血管疾病等健康问题。因此，合理选择和摄入食用油很重要，建议各种食物油交替食用。

问题 81　市面上的食用油种类很多，如何挑选呢

在超市或农贸市场，食用油品种繁多，同样容量的油因品类不同，价格具有较大的差异。挑选食用油时最关键的是看脂肪酸组成比例是否合理。除了脂肪酸含量，每种食用油的营养成分及物理性质也不一样。选购时，要注意以下三个要点：

一是看品牌。要选择正规品牌的食用油，保证品质和安全性。

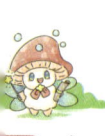

二是看种类。根据营养需求和健康状况，选择合适种类的动物油或植物油。

三是看等级。精炼程度过高的植物油，随之损失的营养成分也较多。

每种食用油均有它的优势，鼓励大家经常换着吃，更有益于身体健康。另外，在选购调和油时，消费者可以根据食品标签来判断。

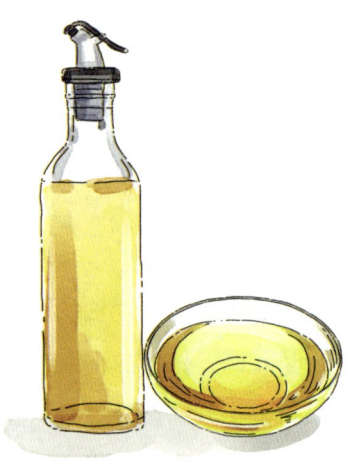

问题 82 日常摄入油脂需要注意哪些要点

适量摄入不多吃，科学选择油品类。

合理储存防变质，清淡饮食好习惯。

不宜选择精炼程度太高的食用油，避免维生素 E、胡萝卜素、角鲨烯和 β-谷固醇等流失过多。烹饪时根据食用油的加工特点选择适宜的种类并经常更换交替食用。

尽量选购小包装的食用油，选择具有良好密闭性的容器盛放并放在通风阴凉的地方，避免热源或是阳光直射，延缓油脂变质腐败时间。

少吃加工零食和油炸香脆食品。不断强化健康观念，改变烹饪和饮食习惯，以计量方式控制油等调味料的用量，逐渐养成清淡口味。

问题 83 科学"减油"八要素有哪些

1. 在家做饭，油量自己掌控。
2. 健康烹饪，多蒸煮少油炸。
3. 减少用油，选对烹饪器具。
4. 警惕"隐身油"，"少"吃高油食品。
5. 营养标签读一读，科学选购作比较。
6. 科学选择油，交替使用巧搭配。
7. 少吃含反式脂肪酸的食物。
8. 主动培养饮食习惯，清淡不油腻，以身作则影响他人。

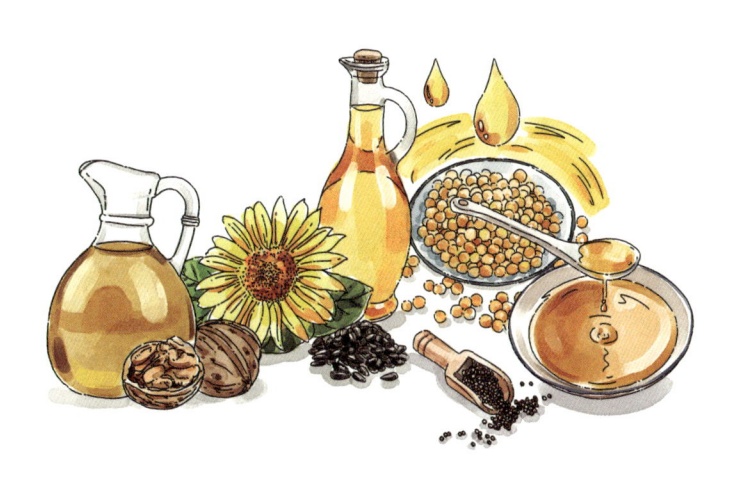

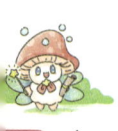

问题 84　有哪些烹饪控油小妙招？如何减油不减香呢

一是注重烹调方式。尽量减少煎、炸、烤、熏，多采用蒸、煮、炖、焖、凉拌等方式，不仅减少用油量，还能较大程度保留食材天然的营养和味道。烹饪不同菜品时，根据食用油的耐热特点，选择合适种类。

二是选择适宜工具。使用控量或标有刻度的油壶，做到量化用油。同时，可选择不粘锅等烹饪器具，炒菜后先控油再盛菜装盘。

三是丰富健康食材。提倡"减油增豆"，大豆及其制品要经常吃、换着花样吃，如豆浆、豆腐、腐竹等。豆类和坚果可作为烹饪辅料，丰富口味。

四是养成良好的膳食习惯。避免食用菜汤、酱料等，警惕"隐身油"，培养清淡不油腻的饮食习惯。使用不同调味品替代，如醋、柠檬汁、葱、姜等。

问题 85　高脂血症患者食油怎么吃

高脂血症患者要注意在日常饮食中限制脂肪摄入，尤其要降低饱和脂肪酸摄入量，每日烹调油不超过 25 克，优先选择亚麻酸和亚油酸含量高的植物油，避免摄入猪油、牛油、黄油等动物油，少吃动物内脏；多选择富含膳食纤维的全谷物、薯类等作为主食；多吃大豆蛋白等植物蛋白，适量摄入脂肪含量较低的动物蛋白（瘦肉、去皮禽肉、鱼虾和蛋类）；奶类选择脱脂或低脂牛奶；多选择蒸、煮、氽、拌等烹饪方式，避免油炸。保持清淡饮食，少油少盐少糖。

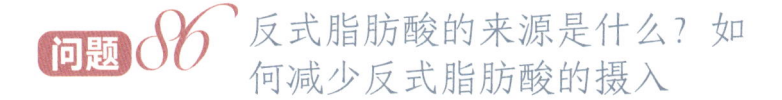

问题 86 反式脂肪酸的来源是什么？如何减少反式脂肪酸的摄入

反式脂肪酸摄入高会增加罹患心血管疾病的风险。我国居民反式脂肪酸的主要来源是加工食品（占 71%），如油炸香脆

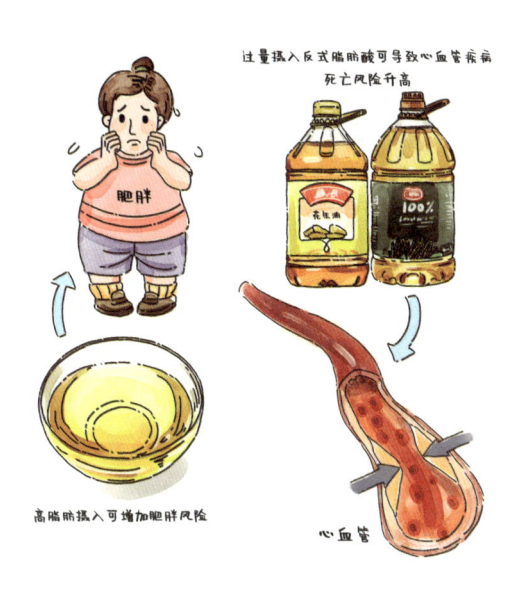

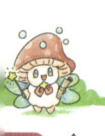

的食品。在植物油加工过程中，温度越高，时间越长，产生反式脂肪酸比例越高。因此，烹饪时应控制植物油的使用总量，注意避免油温过高，减少反复煎、炒、烹、炸。

反式脂肪酸为营养标签中的强制标示内容。如在配料表中看到氢化植物油、人造奶油、起酥油、精炼、植脂末、复合脂质配料、代可可脂等字样时，可在营养成分表中查看反式脂肪酸含量，由此识别以挑选不含有反式脂肪酸的食品。

第九章
清淡饮食，健康控盐

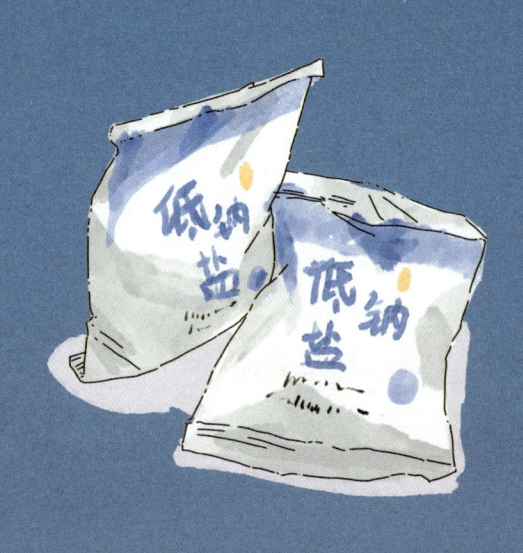

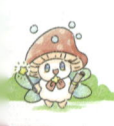

问题 87 摄入过多的盐对健康有哪些危害呢

食盐是食物烹饪或食品加工的主要调味品。但长期摄入过多食盐与高血压、脑卒中、胃癌、骨质疏松、肾功能异常和全因死亡有关，是慢性病发生的重要危险因素之一。

①升高血压。摄入大量盐分后，血中钠离子浓度增加，身体此时会向大脑发送需要喝水的信号。而当大量的水进入血液后，会导致血容量增大，对血管壁产生的压力也随之增大。长此以往会造成收缩压和舒张压异常，最终引发高血压。随着年龄增加，这一危害也会越大。

②损伤肾功能。吃盐太多时，会导致体内渗透压升高，多余的钠离子会从肾脏排出，加大肾脏的负担。

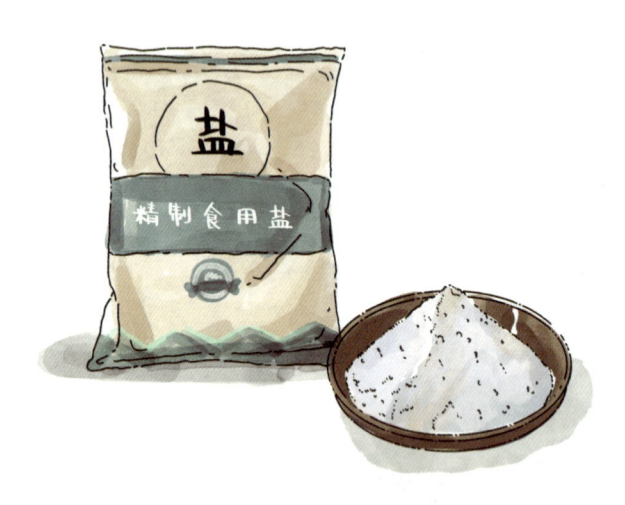

③损伤胃健康。吃太多盐会降低胃部黏液的黏度,导致黏液对胃壁的保护作用减弱。当胃的保护层作用被削弱,进入胃里的食物中有害物质将会直接作用于胃壁,导致胃病的发生,甚至诱发胃癌。

④影响钙吸收。盐分摄入过多时,机体会努力排钠,同时还会增加钙的排出量,导致骨质疏松,因此我们常听到医生说"少吃盐等于多补钙"。

问题 88 盐是我们健康的敌人吗?是否吃盐越少越健康

盐摄入过多不利于健康,但盐并不是吃得越少越好,健康的身体离不开盐。食用盐的主要成分是氯化钠,钠是我们身体必不可少的化学元素,有助于调节身体酸碱平衡及维持血压稳定。盐摄入不足的人(每天获取钠含量小于3克),患上心血管疾病的概率会增加,还会导致胆固醇和甘油三酯升高。长期不吃盐,会缺乏食欲、没有力气,严重的还会引起低钠血症,出现恶心、呕吐、视物模糊、夜晚肌肉抽筋等症状。运动后大量出汗时,喝一些淡盐水,也可以帮助补充身体流失的钠元素,维持电解质平衡。因此,正确食用盐对维持人体健康具有重要意义。

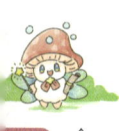

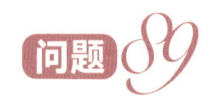

问题 89 如何健康吃盐？每天适宜的盐摄入量为多少

《中国居民营养与慢性病状况报告（2020 年）》表明，我国居民食盐摄入普遍过多，家庭人均每日烹调用盐量远高于推荐值。不健康的生活方式仍然存在，在外就餐比例不断上升，食堂、餐馆、加工食品中的盐应引起关注。同时，盐摄入过量导致的超重肥胖、高血压等慢性病患病率和发病率仍呈上升趋势。因此应当严格控制食盐摄入量，保证科学合理摄入。在日常膳食中保持适宜的盐摄入量既可以维持机体的电解质平衡，也能够降低多种慢性疾病的发病率。《中国居民膳食指南（2022）》推荐，2～3 岁人群的食盐摄入量不超过 2 克，4～6 岁不超过 3 克，7～10 岁不超过 4 克，11 岁以上（含成年人）均不超过 5 克。5 克食盐含钠 2000 毫克、氯 3000 毫克，可满足人体对钠和氯的需要。而婴幼儿、儿童青少年和患有一些慢性疾病的人群应当在此基础上减少食盐的摄入量。

问题 90 如何养成清淡的饮食习惯呢

人的味觉是逐渐养成的，需要不断强化健康观念，改变烹饪和饮食习惯。尽量使用新鲜的食物烹饪，少吃榨菜和咸菜以及加工肉制品，减少饮用或蘸食菜汤的饮食行为。以计量方式

（采用定量盐勺、限盐罐等工具）控制食盐的用量，逐渐养成清淡口味。按照目前每天食盐的个人用量，设定减盐目标，循序渐进，逐渐降低摄入量，最终达到每人每天的食盐用量不超过 5 克。尤其要重点培养儿童的清淡饮食习惯，在家烹饪时推荐使用定量盐勺，每餐按量放入菜肴中。

问题 91 如何做好每天摄入盐的总量控制

在家烹饪时的用盐量不应完全按每人每天 5 克计算，也应考虑成人、孩子的差别，日常食用的零食、即食食品、黄酱、酱油等的食盐含量，以及在外就餐，也应当计算在内。如果在家只烹饪一餐，则应按照餐次食物分配比例，计算食盐用

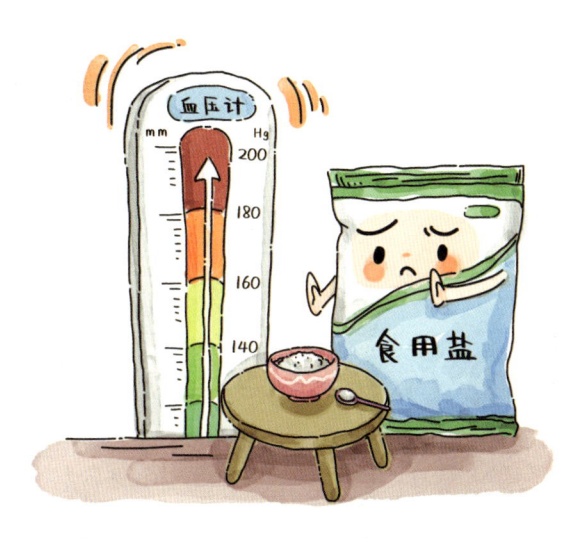

降低盐（钠）的摄入能降低血压水平

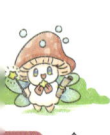

量。如午餐占三餐的 40%，则一餐每人的食盐用量不超过 2 克（5 克 ×40%）。老年人更要减盐，60 岁以上或有家族性高血压的人，对食盐摄入量的变化更为敏感，膳食中的食盐如果增加或减少，血压就会随之改变。在外就餐或者点外卖时，更应注意清淡少盐，主动要求烹饪菜肴少放盐。

问题 92　家庭烹饪时的减盐小妙招有哪些

一是学习量化用盐。使用定量盐勺，逐渐减少用量。定量盐勺一般分为两种规格，即一平勺分别是 2 克盐或 5 克盐。成年人平均一餐不宜多过 2 克盐。

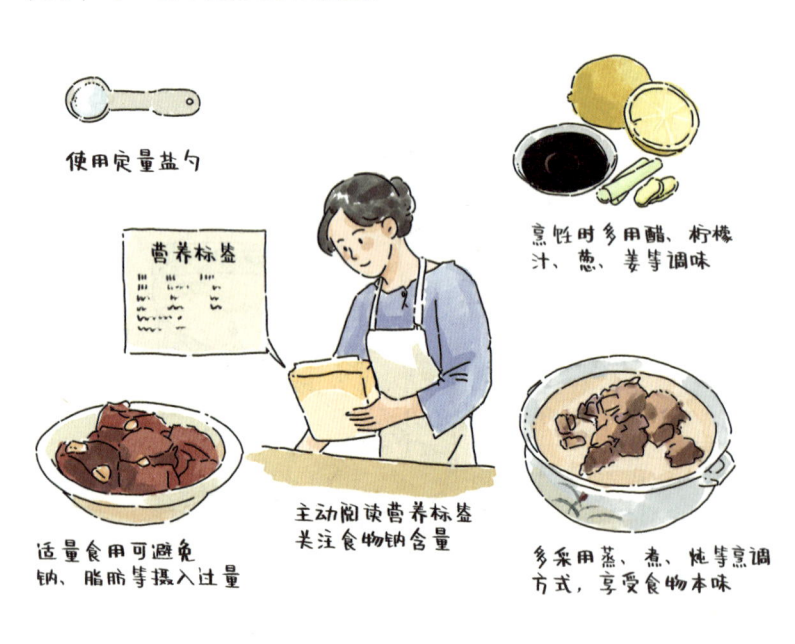

使用定量盐勺

烹饪时多用醋、柠檬汁、葱、姜等调味

营养标签

适量食用可避免钠、脂肪等摄入过量

主动阅读营养标签
关注食物钠含量

多采用蒸、煮、炖等烹调方式，享受食物本味

二是寻找调味替代。多用醋、柠檬汁香料、花椒、八角、辣椒、葱、姜、蒜等调味，替代一部分盐和酱油。通过不同味道调节菜肴的风味，有助于适应少盐食物，减少对咸味的依赖。

三是食用新鲜食材。更多选择新鲜食材，少选择腌菜、咸肉、泡菜等含盐量高的易储存食材。肉类烹饪时用盐较多，适量食用可减少盐的摄入。

四是改善烹调方法。多采用蒸、煮、炖等烹调方式，保留食材天然的味道。烹饪菜肴可以等到快出锅时或关火后再加盐，这样能够在保持同样咸度的情况下，减少食盐用量。

问题 93 "隐形盐"从哪里来呢

"隐形盐"是指酱油、酱类、咸菜以及高盐食品等中看不见的盐。减盐不仅要减少烹调盐，还要警惕食品中的"隐形盐"。鸡精、味精、蚝油等调味料中含钠量较高，腌制食品、盐渍食品以及加工肉制品等预包装食品往往属于高盐（钠）食品。一些加工食品虽然吃起来咸味不重，但在加工过程中都添加了食盐，如挂面、面包、饼干、膨化零食等。此外，一些食

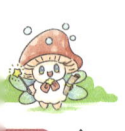

品食用量虽然很少，但能够占成年人全天钠摄入量的1/3。如10毫升酱油（1.6～1.7克盐），10克豆瓣酱（1.5克盐），一小袋15克榨菜、酱根芥菜、冬菜（约1.6克盐），20克一块的腐乳（1.5克盐）。因此，要减少这些食物的摄入量，以控制食盐的摄入量。

问题 94 如何利用营养标签选择低钠食品呢

购买预包装食品时，要注意阅读食品营养标签。学会读懂营养标签，警惕"隐形盐"。首先，应从配料表中查看是否加入了盐，还要格外注意是否使用了味精、酱油、番茄酱、甜面酱、黄酱、辣酱、腐乳等这些名字中没有"盐"字，含盐量却较高的调味品。其次，查看钠的含量。钠是预包装食品营养标签中强制标示的内容，需在营养成分表中列出具体的钠含量和NRV%，因此购买时应重点关注这些数值。购买预包装食品要尽量选择钠含量低的食品。一般而言，钠含量≥800毫克/100克为高盐食品，钠超过30%NRV的食品需要注意少购少吃。一些方便食品和零食尝起来感觉不到咸味，但也含有较多的盐，应减少食用。

问题 95　购买食盐选择哪一种呢

我国除个别地区属于环境高碘地区外，大部分地区环境碘含量较低。为了预防碘缺乏对健康造成的危害，我国从 20 世纪 90 年代开始实施食盐加碘的措施，有效地控制了碘缺乏病的流行。除高水平碘地区外，所有地区都应推荐食用碘盐，尤其是有儿童青少年、孕妇、乳母的家庭，更应食用碘盐，预防碘缺乏。碘在高温、潮湿环境或遇到食醋等酸性物质时，很容易挥发，所以家庭在购买、保存和使用碘盐时应注意以下几点：

①购买正规商店出售的、贴有"碘盐"标志的碘盐。

②不要存放时间过长，要随吃随买。

③装入有盖的容器，存放在阴凉、避光、干燥的地方。

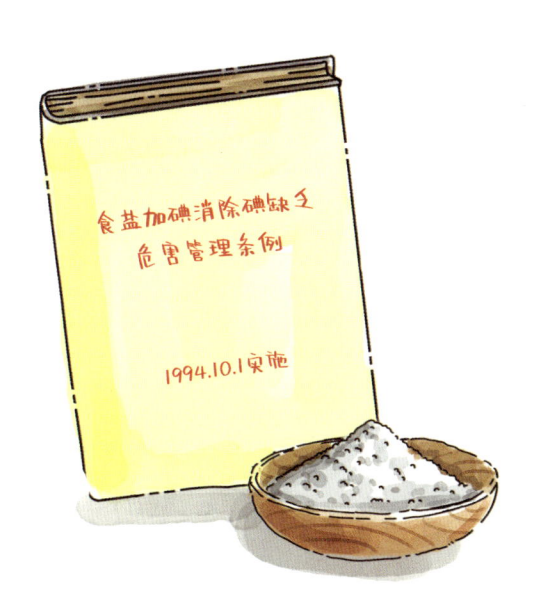

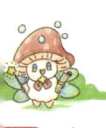

④炒菜、做汤待快熟出锅时放盐效果好。

⑤不要用油炒碘盐。

此外，对于高血压患病人群，也可以酌情使用高钾低钠盐，这样既满足了咸味的要求，又可减少钠的摄入。

问题 96 成人高血压患者如何通过饮食改善血压呢

国家卫生健康委办公厅印发的《成人高血压食养指南（2023年版）》根据高血压的疾病特点和分型，提出了五条食养原则和建议：一是减钠增钾，饮食清淡；二是合理膳食，科学食养；三是吃动平衡，健康体重；四是戒烟限酒，心理平衡；五是监测血压，自我管理。同时在附录中详细描述了成人高血压患者的食物选择，不同证型推荐食药物质和食养方举例，以及不同地区、不同季节的食谱示例和常见食物交换表等工具。其中，每个地区、每个季节至少列举了3天的食谱（含食药物质），可参考使用。

第十章
日常饮食"半糖",身心都要健康

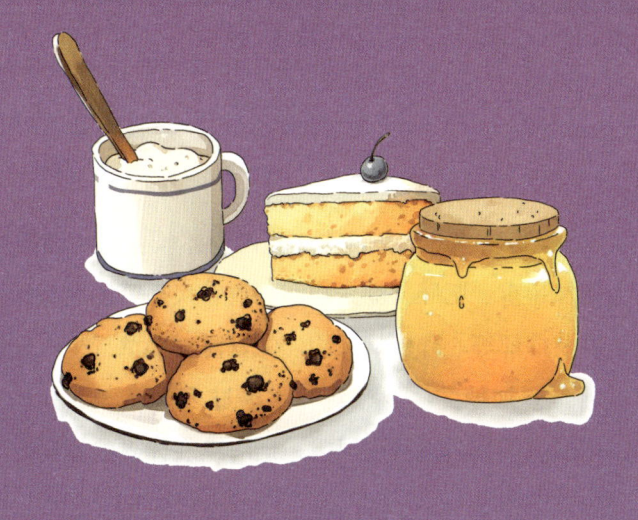

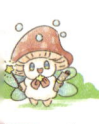

问题 97　糖是什么

我们日常所说的糖实际是对糖类的统称。糖属于碳水化合物，不仅是人体能量的重要来源，还为食物增添了风味，同时具有构成机体组织、维持血糖水平、参与氨基酸等代谢和生物活性物质合成等多种生理功能。根据分子量大小和水解产物不同，糖可分为单糖、双糖和多糖三大类。单糖是最简单的碳水化合物，不能再水解，可直接被人体吸收。常见的单糖包括葡萄糖、果糖和半乳糖等；双糖需要经过水解作用生成单糖后可被人体吸收。常见的双糖包括蔗糖、麦芽糖、乳糖等；多糖同样需要经消化分解为单糖才能被人体吸收利用。常见的多糖包括淀粉、糖原和纤维素等。

问题 98　吃糖多对健康的危害有哪些

甜味食物丰富了我们进食的愉悦体验。但长期摄入过多糖会增加超重、肥胖、糖尿病和心血管疾病等慢性病的发生风险，以及抑郁等心理疾病风险。尤其是对儿童青少年来说，含糖饮料是添加糖的主要来源，吃糖过多不仅容易引发超重肥胖，增加患龋齿、近视的风险，同时糖在体内的代谢需要消耗多种维生素和矿物质，并会使血糖升高，抑制食欲，造成厌食，长此以往容易造成维生素缺乏、优质蛋白质摄入不足、缺钙、缺钾等各种营养问题，增加营养不良的风险，导致生长发育迟缓。因此，建议各类人群均应少食用高糖食品，不喝或少喝含糖饮料。

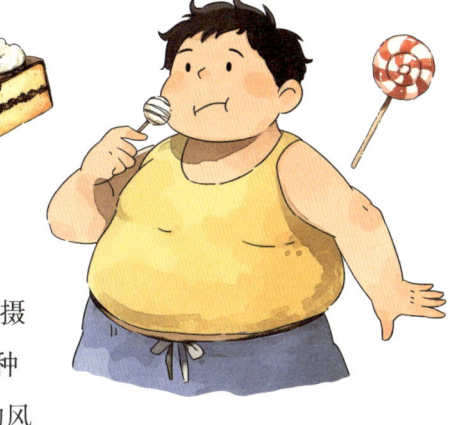

问题 99　广泛流行的"控糖"说法是否代表吃糖越少越好，应避免吃糖呢

日常膳食中的糖种类众多，包括为人体提供能量的葡萄糖、牛奶中的乳糖、水果中的果糖等。糖是我们日常饮食中必不可少的营养素，可为身体提供能量，是人体从膳食中获得热能较经济的方法，也是较主要的能源供应途径。除具有维持血糖平衡等作用，还参与人体细胞的多种代谢活动，与蛋白质、脂肪在体内的代谢有密切关系。如果食物中糖类供应不足，机体只能动用蛋白质来满足机体活动所需的能量，这将影响合成新的蛋白质和组织更新的速度。糖类供应充足时，还可以防止大量脂肪在体内氧化而产生过量的酮体。因此我们不应谈糖色变，各年龄段人群糖的摄入量均应控制在适宜范围内。

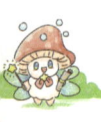

问题 100　什么是游离糖和添加糖

游离糖包括人为添加的单糖和双糖，以及天然存在于蜂蜜、糖浆、果汁中的糖，不包括天然存在于牛奶、水果和蔬菜中的糖分。

添加糖是指人工加入到食品中的糖类，具有甜味特征，包括单糖和双糖。常见的有蔗糖、果糖、葡萄糖、果葡糖浆等，常用的白砂糖、绵白糖、冰糖、红糖都是蔗糖。

添加糖主要来源于加工食品，包括含糖饮料、糕点、饼干、甜品、冷饮、糖果等；部分来源于烹调用糖，如糖醋排骨、冰糖银耳羹等。我们常说的"三减"中的"减糖"即要"减添加糖"。对于儿童青少年，含糖饮料等饮品是添加糖的重要来源。多数含糖饮料中的糖在 8%～11%，有的高达 13% 以上。一些现制现售的奶茶含糖量在 15%～25%。含糖饮料由于饮用量大，很容易摄入过多的糖。此外，某些酸奶的糖含量也很高，因此要尽量减少食用这些含添加糖多的食物。

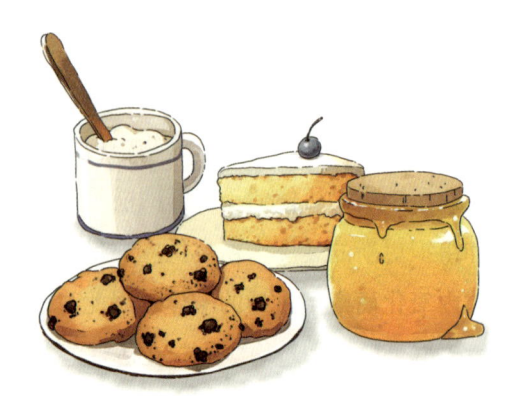

问题 101　每天吃糖不超过多少为宜

《中国居民膳食指南（2022）》建议，一般人群每天添加糖的摄入量不超过 50 克，最好控制在 25 克以下。用家中常见的白瓷勺来衡量，1 勺大约为 10.3 克，25 克大约为 2.5 勺，50 克约 5 勺。

对于超重或肥胖的成年人以及患有糖尿病或其他慢性疾病的人来说，应进一步减少糖的摄入量。

2～6 岁婴幼儿和儿童建议不摄入添加糖，7～17 岁儿童添加糖摄入量应控制在 50 克/天，最好少于 25 克/天，不喝或少喝含糖饮料，少吃糕点、甜点、糖果、巧克力等含糖量较高的食品。

孕妇和哺乳期妇女虽然对能量的需求相对较高，但由于这一阶段激素水平不稳定，建议每天糖的摄入量最好控制在 25 克以内。

老年人的新陈代谢相对较慢，且可能患有多种慢性疾病，建议每天糖的摄入量最好控制在 25 克以内。

问题 102　"0 糖""无糖"是否真的完全没有糖

《食品安全国家标准　预包装食品营养标签通则》(GB 28050—2011)规定，当食品中的糖含量≤ 5 克/100 克（固体）或 100 毫

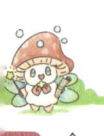

升（液体）时，可标示为"低糖"；当糖含量≤ 0.5 克 /100 克（固体）或 100 毫升（液体）时，可标示为"无糖"或"不含糖"。由于我国强制标示"1+4"，因此，无论其含量是高、低或没有，包括糖在内的含量值必须在标签上展示，但其低于某一界限时，由于对人体没有实际营养意义且数值的准确性较差，须标示为"0"。这样就出现了标签上某一营养成分含量为"0"的情况，因此，标注"0糖""无糖"的食品并不一定完全不含糖。而标注"未添加蔗糖"的食品，有可能是用葡萄糖、果糖、麦芽糖等代替蔗糖，也会引起血糖波动，引发肥胖、心血管和肝脏等疾病。很多"无糖食品"也以淀粉为主要成分，也会引起血糖波动。

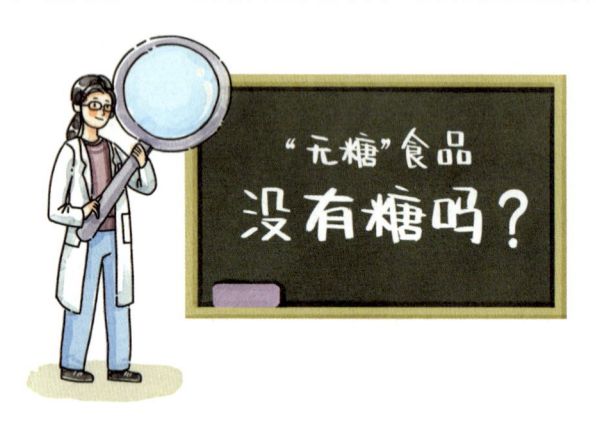

问题 103 为什么一些标明不添加蔗糖的食品饮料中也能尝到甜味呢

代糖（也被称为甜味剂），是食品添加剂的一种，是指能够赋予食品以甜味、能量很低或者不含能量的物质。甜味剂在满足消费者对甜味的需求的同时，又没有糖的高能量，也不会迅速升高血糖，所以成了蔗糖的替代品，正被越来越广泛地应用于食品饮料中。一些食品饮料中未添加蔗糖，但为了保证一定口感和口味，会加入甜味剂，因此会尝到甜味。赤藓糖醇即一种常用的甜味剂，常添加到饮料中。但最新研究发现，赤藓糖醇虽然热量很低，但却可能提高患心脑血管疾病的风险。因此，对于这些不添加蔗糖的饮料，我们也要通过查看食品标签来科学选购，控制其摄入量。

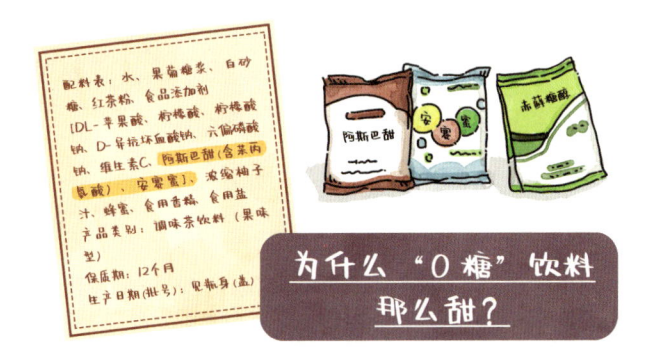

问题 104 如何控制糖的摄入

一是少喝或不喝含糖饮料。糖含量≥11.5克/100毫升的饮料属于高糖饮料，应少喝或不喝，并且饮料不能替代饮用水。

二是注意"隐形糖"，少吃超加工食品。少食用糕点、甜点、饼干、糖果、冷饮等甜味食品，减少零食中添加糖的摄入。

三是选择低、中含糖量的水果。水果的含糖量也是有

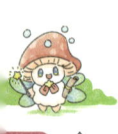

高有低，不是味道甜就代表含糖量高。每天水果的摄入量为 200～350 克，建议含糖高的水果每天不超过 150 克。

四是注意烹调方式，做饭炒菜少放糖。烹制少用糖醋、红烧法，像红烧肉、鱼香肉丝都是高糖菜品，一份红烧排骨、红烧鱼、鱼香肉丝加糖 25～30 克，糖醋排骨和糖醋里脊每份要加入 75 克左右的糖，随便吃吃就超过了一天的推荐量。

五是学会查看食品标签中的营养成分表。选择碳水化合物或糖含量低的食品，不过度依赖代糖或无糖食品。

问题 105　你知道既能吃甜，又能避免过多摄入糖的小妙招吗

一是将传统的高糖零食替换为健康的替代品，如坚果、水果片或蔬菜条，既能满足零食欲望，又能减少糖分的摄入。

二是合理选择主食，选择全谷物食品，如全麦面包、糙米等，是减少主食中糖分摄入的有效方法。

三是用天然食物替代人工糖。水果和水果干中也有糖分，平时如喜欢吃甜食，可以放一些葡萄干、枣、桂圆干、枸杞子等，而不是白砂糖、冰糖，不仅能满足甜甜的口感，还能摄入钙、钾、铁、镁、磷等矿物质、维生素以及膳食纤维。这类食物虽然不在控糖的范围内，但并不代表可以随意吃。

四是利用果蔬汁作为饮料。鲜榨的果蔬汁口感良好，也不必加入大量的糖来调整口味，从而可减少糖的摄入。

问题 106 如何通过查看食品标签减少糖的摄入

许多食物中隐藏着大量的糖分，咸味的面包中也含有添加糖，标注低糖或无糖的食品也并不意味着不含糖。学会看食品标签中的信息，可以帮助我们选择适宜的食品，减少糖的摄入。

一是看配料。糖有很多不同的形式，食品标签上可能使用不同的名称来表示添加糖，如葡萄糖、蔗糖、果糖、乳糖、麦芽糖、蜂蜜和玉米糖浆都属于糖类，了解这些糖的名字有助于识别食物中的隐藏糖分，越是排在食物配料表前边的成分，其含量就越高。

二是看营养成分表。没有标明含糖量的，可参考表中的碳水化合物含量和NRV%。同时要注意食物的分量，看是"每100克"还是"每份"等，因为这意味着我们吃下一整袋零食，所摄入的糖可能是营养标签上的多少倍。

三是寻找高纤维和全谷物食品。高纤维和全谷物食品对于稳定血糖和控制体重非常有益，可以选择这些食品。

问题 107 成人糖尿病患者如何通过饮食改善血糖呢

国家卫生健康委办公厅印发的《成人糖尿病食养指南

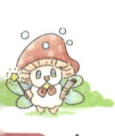

（2023 年版）》根据糖尿病的疾病特点和分型，提出了八条成人糖尿病患者食养原则与建议：一是食物多样，养成和建立合理膳食习惯；二是能量适宜，控制超重肥胖和预防消瘦；三是主食定量，优选全谷物和低血糖生成指数食物；四是积极运动，改善体质和胰岛素敏感性；五是清淡饮食，限制饮酒，预防和延缓并发症；六是食养有道，合理选择应用食药物质；七是规律进餐，合理加餐，促进餐后血糖稳定；八是自我管理，定期营养咨询，提高血糖控制能力。同时在附录中详细描述了成人糖尿病患者的食物选择和食养方举例，不同证型推荐食药物质，以及不同地区、不同季节的食谱示例和常见食物交换表等工具。其中，每个地区、每个季节至少列举了 3 天的食谱（含食药物质），可参考使用。

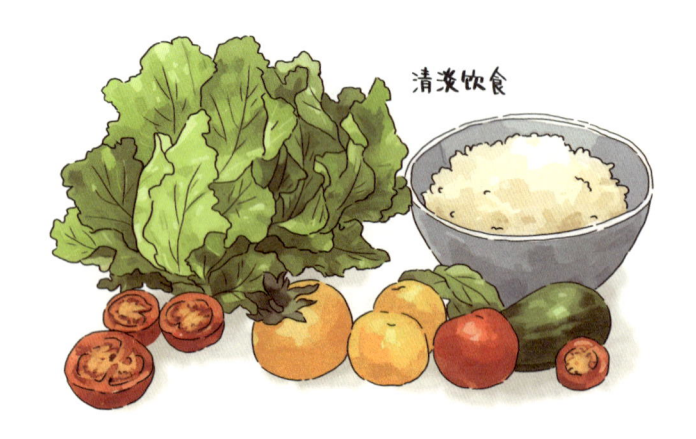

第十一章

营养标签学问大，科学选购依靠"它"

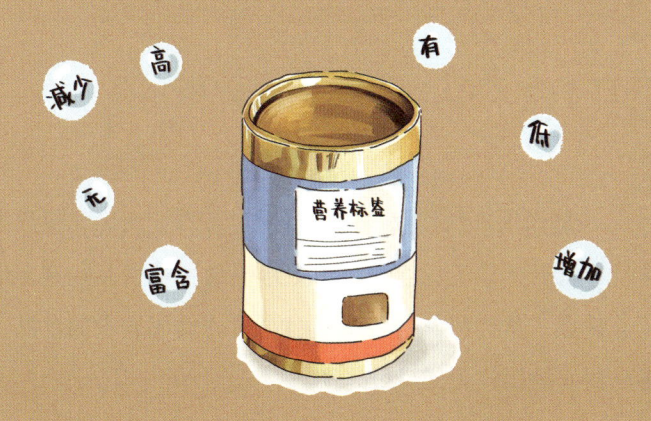

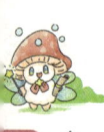

问题 108　什么是食品标签和营养标签

食品标签相当于食品的身份证,是食品生产企业为了让消费者了解食品的品牌、名称等信息,印刷在食品包装上的图案、文字等内容,是食品企业向消费者传递食品信息、展示食品特征的一种重要形式。

营养标签属于预包装食品标签的一部分,是预包装食品标签上向消费者提供食品营养信息和特性的说明,包括用数字形式表达的营养成分表、用来解释营养成分水平高低和生理功能的营养声称和营养成分功能声称。

我国于 2011 年 4 月和 10 月分别发布了《食品安全国家标准　预包装食品标签通则》(GB 7718—2011)和《食品安全国家标准　预包装食品营养标签通则》(GB 28050—2011),将食品标签和营养标签赋予了法律地位,使食品营养知识真正"落地"。

问题 109　食品标签的作用有哪些

一是提供选购依据。消费者通过查看配料表、保质期、净含量、营养标签等内容,可以更准确地了解食品的基本信息和营养特点,从而科学选购满足自身营养健康需求的食品,同时也是营养健康知识的良好来源。

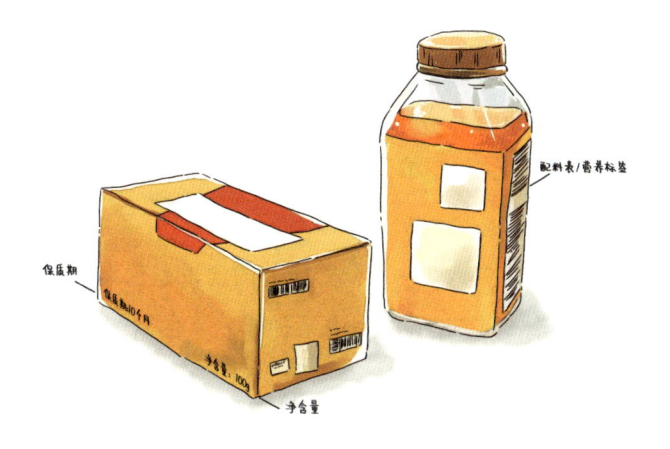

二是规范企业生产。食品标签是生产经营者面向消费者对食品质量的承诺,对生产和营养信息的统一标注可以引导企业生产更多符合营养健康需求的食品。

三是加强市场监管。提供食品相关的必要信息,有助于加强相关市场监管部门对食品标识的监督管理。

四是促进食品销售。除向消费者说明产品,食品标签还是食品生产经营者展示产品特性、宣传企业形象的有效途径。

问题 *110* 什么是营养成分表

营养成分表是标有食品营养成分名称、含量和占营养素参考值(NRV)百分比的规范性表格,标示了食品中营养信息的核心内容。

第一列为能量和营养成分名称。包括强制标示内容和可选择标示内容。

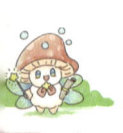

第二列是能量和营养成分的含量数值,可以以每 100 克、每 100 毫升或"每份"作单位,表示一定量的食品中所含有的能量和营养成分的多少。

第三列是 NRV%,即每种营养成分的含量占营养素参考值(NRV)的百分比,指这款食品中某种营养素的含量占一般情况下每天建议摄入量的比例。

营养成分表

项目	每100g	NRV%
能量	1823kJ	22%
蛋白质	9.0g	15%
脂肪	12.7g	21%
碳水化合物	70.6g	24%
钠	204mg	10%
维生素 A	72μgRE	9%
维生素 B_1	0.09mg	6%

注:①强制标示内容;②可选择标示内容;③每 100 克(g)和(或)每 100 毫升(mL)和(或)每份食品可食部中的营养成分含量;④能量和营养成分含量占营养素参考值(NRV)的百分比。

问题 111 哪些成分需要在营养成分表中标示呢

营养成分表中,能量以及蛋白质、脂肪、碳水化合物和钠四种"核心营养素"为强制标示内容,即"1+4"。

此外,如有进行了营养声称或营养成分功能声称的营养成分,强化的营养成分,配料或生产过程中使用了氢化和(或)部分氢化油脂,对于企业自愿标示的其他营养成分,也需要根据情况对营养成分或反式脂肪(酸)进行标示。

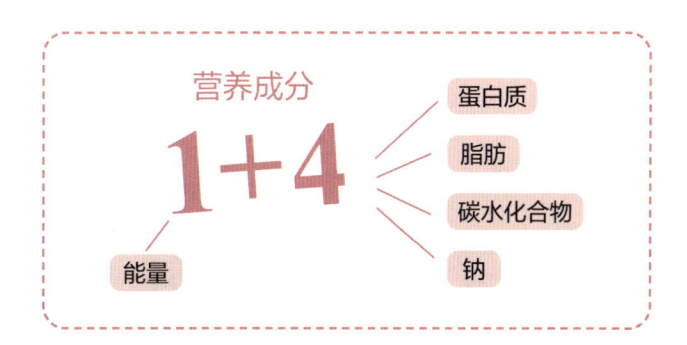

营养成分 1+4
- 蛋白质
- 脂肪
- 碳水化合物
- 钠
- 能量

其他营养成分,如维生素和矿物质等,为可选择标示内容。例如,一些食品中会标注膳食纤维、维生素 C 或钙的具体含量及 NRV%,使消费者能够更清晰地了解这一食品的营养特点。

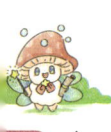

问题 112　如何巧用 NRV% 数值判断食品中可提供营养素的多少

一般消费者很难直接通过含量数值看出食品中某一营养成分的高低。而营养素参考值（NRV）是一组专门用于营养标签的参考值，可用于比较食品营养成分含量的多少，表示一天应满足的营养素的需要量。例如，某饼干中的钙含量为 280 毫克/100 克，这里的"280 毫克"我们无法直接判断对于我们来说是高了还是低了，但如果看 NRV%，则很好理解。吃 100 克饼干，大概能满足一天所需钙的 35%。又如，某坚果中的脂肪含量为 53.2 克/100 克。通过 NRV% 我们可以知道，吃 100 克坚果，大概能满足一天所需脂肪的 89%，提示我们其他含脂肪多的食物就要少吃。

某饼干的营养成分表

项目	每100克	NRV%
能量	2003kJ	24%
蛋白质	8.3 克	14%
脂肪	20.1 克	34%
碳水化合物	64.4 克	21%
钠	551 毫克	28%
钙	280 毫克	35%
铁	4.0 毫克	27%

某坚果的营养成分表

项目	每100克	NRV%
能量	2571kJ	31%
蛋白质	25.1克	42%
脂肪	53.2克	89%
碳水化合物	16.0克	5%
钠	587毫克	29%

问题 113 什么是营养声称

营养声称是对食品营养特性的描述和声明，包括含量声称和比较声称。当能量或蛋白质等营养成分的含量数值达到我国食品安全国家标准规定的一定要求后，或是通过跟同类产品

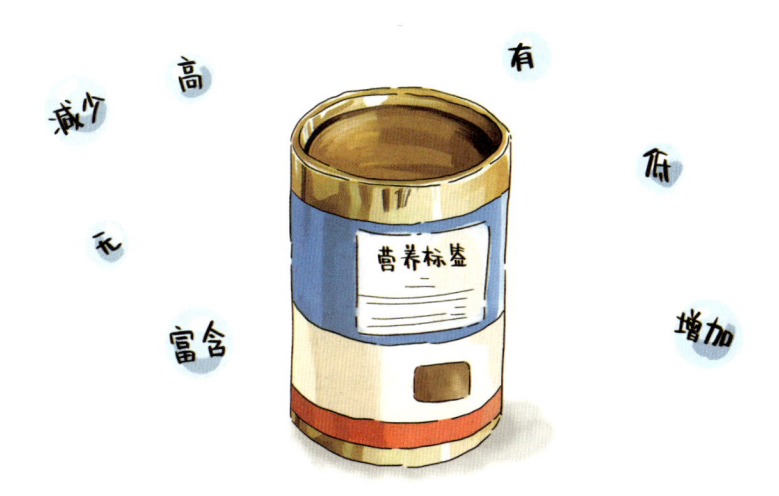

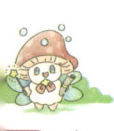

的比较得出后，可以采用"富含""高""低""有""无""增加""减少"等声称用语，对营养成分的含量水平进行描述。特点是简单直观、通俗易懂，有助于消费者的快速选择。例如，标签中常见的"高钙"豆粉、"脱脂"乳粉、"含丰富的维生素 C"的饮料、"低胆固醇"等都属于含量声称，而"减少脂肪""加钙"等则属于比较声称。这些标注营养声称的营养成分，均要在营养成分表中列出相应的含量，且符合标准中规定的声称条件，做到"表中有数""有据可依"。

问题 114　标签中标注的高蛋白食品、低脂肪食品、无糖食品、低盐食品是如何规定的呢

《食品安全国家标准　预包装食品营养标签通则》(GB 28050—2011)对预包装食品能量和营养成分含量声称的要求和条件均进行了明确的规定。

当每 100 克食品的蛋白质含量 ≥ 20% NRV，每 100 毫升食品的蛋白质含量 ≥ 10% NRV 或者每提供 420 kJ 能量的食品的蛋白质含量 ≥ 10% NRV 时，标签中可标注高蛋白质或富含蛋白质。

当每 100 克食品中，脂肪含量 ≤ 3 克 /100 克固体或 1.5 克 /100 毫升液体时，可标注低脂肪。

当每 100 克食品中，糖含量 ≤ 0.5 克 /100 克固体或 100 毫升液体时，可标注无糖或不含糖。

当每 100 克食品中，钠含量 ≤ 5 毫克 /100 克固体或 100 毫升液体时，可标注无钠或不含钠。

通过认读食品营养标签中的蛋白质、脂肪、糖和钠含量及声称等相关信息，我们就可以相应购买所需食品。

问题 115　什么是营养成分功能声称

营养成分功能声称是指在某一营养成分含量达到某一种特定条件的前提下，食品标签上可以采用规定的功能声称标准用语来说明这一营养成分对维持人体正常生长、发育和正常生理功能等方面的功能作用，是对整个食品营养作用的概括和总结，也能对消费者起到更好的科普教育作用。例如，维生素 C 有抗氧化作用；钙是骨骼和牙齿的主要成分，并维持骨密度。凡是进行功能声称的食品均应在营养成分表中列出相应的营养成分含量，并符合声称条件。

问题 116　选购食品时，食品标签上必看的 5 个细节是什么呢

一是看名称。通过名称可以判断食品的真实属性，如标注乳饮料则不是真正的牛奶，其蛋白质含量很低。

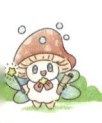

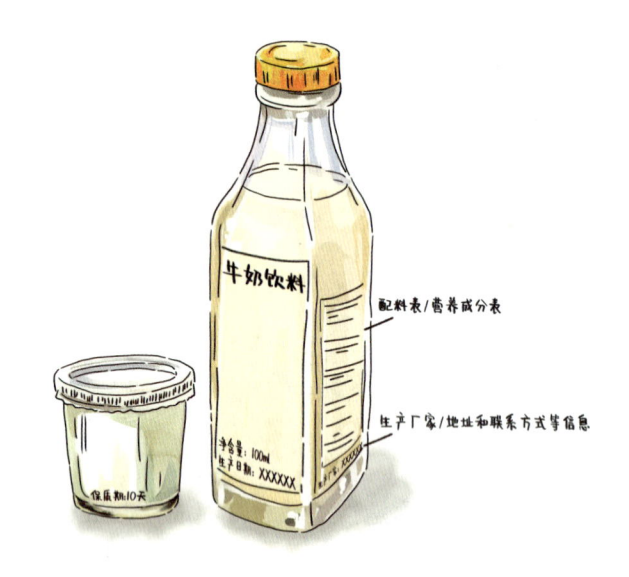

二是看生产日期、保质期和储存条件。在适宜的储存条件下，保质期内食品的安全和质量有保障。

三是看净含量。净含量可反映食品的真实含量。包装中同时含有固体和液体物质，且固体物质为主要食品配料时，还应以质量或质量分数形式标示固体物质的含量。

四是看厂家。根据生产者、经销者的名称、地址和联系方式等信息，可以对食品进行追溯和了解食品质量。

五是看配料表和营养成分表。了解食品中的主要原料、油盐糖等添加量的相对高低、食品添加剂种类等，以及食品中能量和营养成分的含量及其 NRV%。

问题 117 如何应用营养标签选购食品

一是根据营养成分表选购。例如，超重肥胖人群可重点查看能量值、脂肪含量及其 NRV%，高血压人群查看钠含量及其 NRV%。

二是注意标示单位。注意营养成分含量对应的是"每份"还是"每 100 克"或"每 100 毫升"，从而计算食品净含量所对应的营养素含量，以免高估或低估食品营养。

三是注意 NRV%。营养素参考值（NRV）是指食品中某营养素的含量占该营养素标准参考值的比例，比较营养素含量水平。消费者可根据营养素参考值更科学地调整饮食。

四是查看营养声称或营养成分功能声称。具有特殊营养需求的人群，可关注特定营养成分特征，查看是否为无糖、低糖、低钠、高钙、低脂肪、低胆固醇等食品。

第十二章
合理膳食，均衡营养

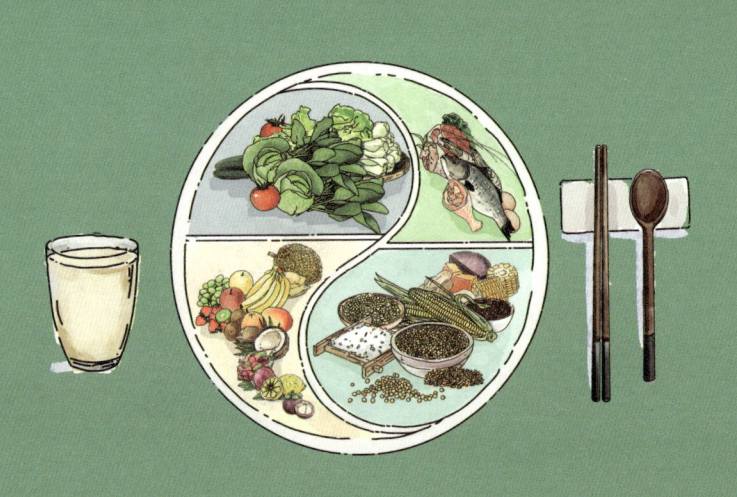

全民"慧"吃指导手册

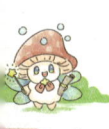

问题 118 什么是合理膳食

平衡膳食模式是保障人体营养和健康的基本原则，其根据营养科学原理、我国居民膳食营养素参考摄入量及科学研究成果而设计，是指一段时间内，膳食组成中的食物种类和比例可以最大限度地满足不同年龄、不同能量水平的人群正常生长发育及各种生理活动的需要，降低膳食相关疾病的发生风险。不同食物中含有的营养素各有特点，只有通过合理搭配膳食中的食物种类和比例，才能满足个体的营养需要。平衡膳食的核心是食物多样、合理搭配。

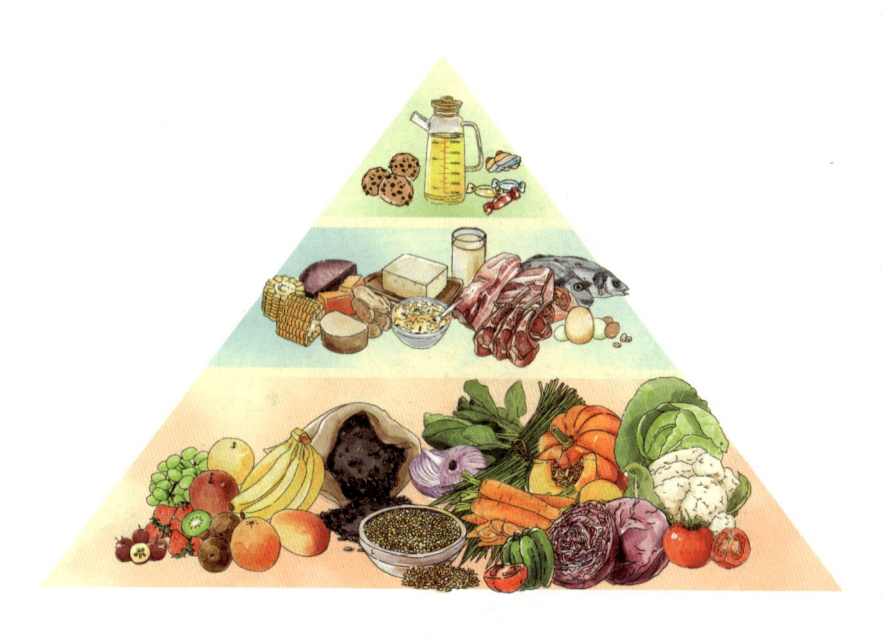

问题 119　你知道平衡膳食宝塔吗

中国居民平衡膳食宝塔描述了平衡膳食的结构，是根据《中国居民膳食指南（2022）》的准则和核心推荐，把平衡膳食原则转化为各类食物的数量和所占比例的图形化表示。平衡膳食宝塔共分为 5 层，每层面积大小不同，体现了 5 大类食物和食物量的多少。这 5 大类食物包括谷薯类、蔬菜水果、畜禽鱼蛋奶类、大豆和坚果类以及烹调用油盐。食物量是根据不

中国居民平衡膳食宝塔（2022）
Chinese Food Guide Pagoda（2022）

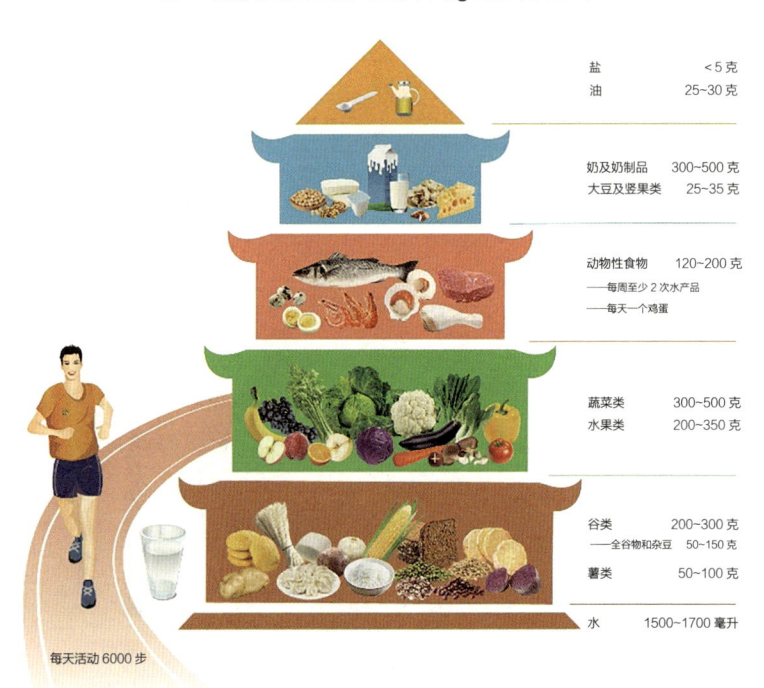

盐	<5 克
油	25~30 克
奶及奶制品	300~500 克
大豆及坚果类	25~35 克
动物性食物	120~200 克
——每周至少 2 次水产品	
——每天一个鸡蛋	
蔬菜类	300~500 克
水果类	200~350 克
谷类	200~300 克
——全谷物和杂豆	50~150 克
薯类	50~100 克
水	1500~1700 毫升

每天活动 6000 步

第十二章　合理膳食·均衡营养

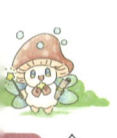

同能量需要量水平设计，膳食宝塔旁边的文字注释标明了在1600～2400kcal 能量需要量水平时，一段时间内成年人每人每天各类食物摄入量的建议值范围。

宝塔教吃饭，灵巧又全面。

个人饭量有不同，身高体重来调整；

同类食物可互换，多样饮食是关键；

三餐比例要合适，睡前不要吃零食；

从小养成好习惯，努力坚持才康健！

问题 120 为什么合理膳食很重要

人体必需营养素有 40 余种，这些营养素均需从食物中获取。除了营养素，天然存在于蔬菜、水果、坚果、全谷物等食物中的其他膳食成分，如膳食纤维、植物化学物对降低慢性病

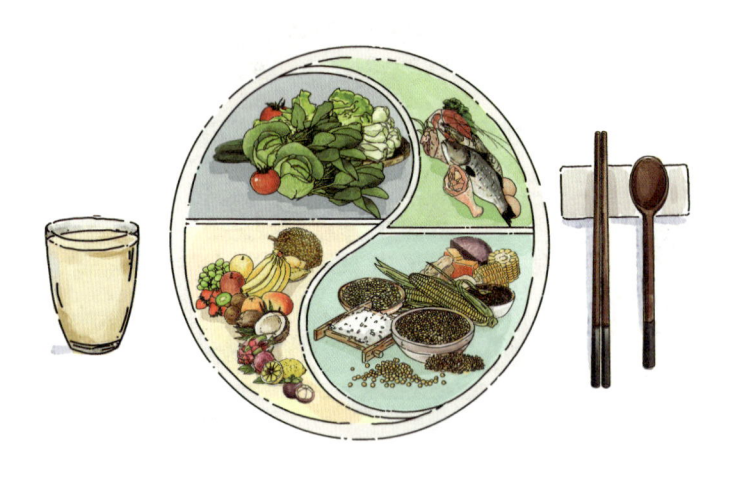

的发生风险有重要作用，较长时间不补充就会出现营养素摄入不足，甚至患缺乏病。除供 6 月龄内婴儿的母乳外，没有任何一种食物可以满足人体所需的能量和全部营养素。不同食物中含有的营养素各有特点，只有通过合理搭配膳食中的食物种类和比例，才能满足个体的营养需要。因此，从人体营养需要和食物营养特征考虑，必须由多种食物组成平衡膳食模式。平衡膳食可提高机体免疫力，降低心血管疾病、高血压、2 型糖尿病、结直肠癌、乳腺癌的发病风险。

问题 121　我国居民日常饮食中有哪些问题

《中国居民营养与慢性病状况报告（2020 年）》显示，当前我国居民膳食能量和宏量营养素摄入充足，优质蛋白摄入不断增加。但仍存在膳食结构不合理等问题，如膳食脂肪供能比持续上升；家庭人均每天烹调用盐和用油量仍远高于推荐值；居民在外就餐比例不断上升；食堂、餐馆、加工食品中的油、盐关注度不足；儿童青少年经常饮用含糖饮料问题凸显；成人30 天内饮酒率超过 1/4 等。同时，膳食营养不合理导致的居民超重肥胖问题不断凸显，慢性病患病率仍呈上升趋势。因此，平衡膳食、均衡营养是我国各年龄段人群均应关注和落实的重要措施。

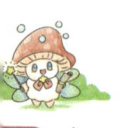

问题 122　什么是食物多样？食物通常分为哪几类呢

食物多样化是改善人们营养状况的首选方式。食物多样是平衡膳食的基础，是指一日三餐膳食的食物种类全、品样多。人体需要的基本食物包括五大类：第一类为谷薯类，包括谷类（含全谷物）、薯类与杂豆；第二类为蔬菜和水果；第三类为动物性食物，包括畜、禽、鱼、蛋、奶；第四类为大豆类和坚果；第五类为烹调油和盐。平衡膳食宝塔很好地阐释了食物多样和合理搭配的原则，可参照膳食宝塔的塔式结构，由多到少地搭配不同类食物，满足人体营养需求，预防相关慢性病。

问题 123　日常膳食中如何做到食物多样呢

一是小分量、多几样。选小份菜是实现食物多样的关键措施。同等能量的一份午餐，小份菜可以增加食物种类。尤其是儿童用餐时，选小份可以吃到品种更多、营养素来源更加丰富的食物。

二是同类食物常变换。每类食物中都包含丰富的品种，可以彼此进行互换，避免食物品种单一，也有利于丰富一日三餐，享受到色、香、味不同的食物。例如，主食可以在米饭、

食物多样是平衡膳食的基础

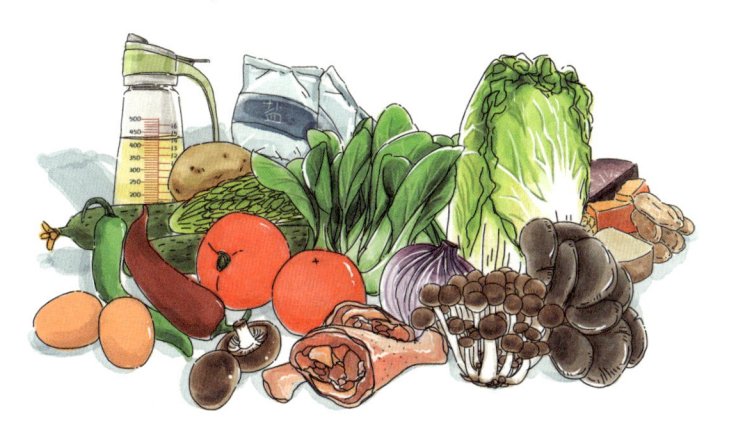

面条、小米粥、全麦馒头、杂粮饭间互换；红薯与马铃薯互换；猪肉与鸡肉、鸭肉、牛肉及羊肉等互换；鱼与虾、蟹、贝等水产品互换；牛奶与酸奶、奶酪等互换。

问题 124 日常饮食中如何轻松实现营养搭配呢

合理搭配是指食物种类和重量在一日三餐中合理化分配，是平衡膳食的保障，膳食的营养价值通过合理搭配而提高和优化。单一的食物或营养素无法满足我们身体健康的需求。学会合理的营养搭配，就可以轻松做到饮食多样化。

一是粗细搭配，主食应当注意增加全谷物和杂豆类食物。谷类和豆类食物建议搭配食用，两者蛋白质互补，可以提高人

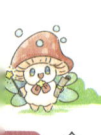

体对蛋白质的利用程度。

二是荤素搭配，动物性食物和植物性食物搭配烹调可以改善菜肴的色、香、味，同时还能提供各类营养成分。

三是色彩搭配，五颜六色的食物能给人视觉美的享受，让人心情愉悦，刺激食欲，也代表了不同营养素、植物化学物的特点；推荐深色蔬菜摄入应占蔬菜摄入量的一半以上。

问题 125 如何做到规律进餐、均衡营养

一是时间合理。一日三餐、定时定量，是实现合理膳食和均衡营养的前提。早餐用餐时间 15～20 分钟，午餐和晚餐时间 20～30 分钟，细嚼慢咽，并避免过度节食和暴饮暴食，使食物和消化液充分融合，更好地促进食物的消化吸收。

二是数量合理。平均每天摄入 12 种食物，每周 25 种，保证蔬果、奶类、全谷和大豆的充足摄入，适量吃鱼、禽、蛋、瘦肉等动物性食物。

三是比例得当。按照一日三餐分配食物品种数，早餐至少摄入 3～5 种；午餐摄入 4～6 种；晚餐 4～5 种；餐间可以搭配 1～2 种坚果或水果作为零食。

四是饮食适度。加工烹调时少油少盐，主动足量喝水，戒烟限酒。选购食品时关注营养标签，少吃甜食。养成良好的进餐习惯，提倡使用公筷和分餐制，珍惜食物、杜绝浪费。

食物类别	平均每天摄入的种类数	每周至少摄入的种类数
谷类、薯类、杂豆类	3	5
蔬菜、水果	4	10
畜、禽、鱼、蛋	3	5
奶、大豆、坚果	2	5
合计	12	25

问题 126 做到健康膳食需要掌握哪些原则

健康膳食能防止各种形式的营养不良和非传染性疾病，并确保满足不同性别、年龄、体力活动水平和生理状态的人群对宏量元素和必需微量营养素的需求。做到健康膳食要掌握以下四个原则：

一是充分性——不过剩：不超过能量和营养素需求的日常饮食。

二是多样性——不单一：吃多种多样的食物，食物种类齐全，多样化膳食由谷薯杂豆类、蔬菜水果类、鱼禽肉蛋奶类、大豆和坚果类、烹调用油盐等五大类基本食物组成。

三是平衡性——不失衡：保证提供能量的宏量营养素来源平衡，保障碳水化合物的数量与质量，控制脂肪供能比的数量和优化质量以均衡摄取各类脂肪酸。

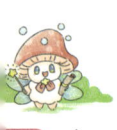

四是节制性——不过量：油、盐、糖、红肉摄入应限量，饮酒应限量。

问题 127 膳食指南提出了哪八条平衡膳食准则呢

《中国居民膳食指南（2022）》是根据营养学原理，紧密结合我国居民膳食消费和营养状况的实际情况而制定的。其目标是指导生命全周期的各类人群，对健康人群和有疾病风险的人群提出健康膳食准则，包括鼓励科学选择食物，追求终身平衡膳食和合理运动，以保持良好健康生活状态，维持适宜体重，预防或减少膳食相关慢性病的发生，从而提高我国居民整体健康素质。指南提出八条平衡膳食准则，包括：

一是食物多样，合理搭配；

二是吃动平衡，健康体重；

三是多吃蔬果、奶类、全谷物、大豆；

四是适量吃鱼、禽、蛋、瘦肉；

五是少盐少油，控糖限酒；

六是规律进餐，足量饮水；

七是会烹会选，会看标签；

八是公筷分餐，杜绝浪费。

问题 128　日常生活中从哪里获取膳食知识及技能呢

一是积极参与营养健康科普宣教活动。利用全国食品安全宣传周、全民营养周、"5·20"中国学生营养日、减盐宣传周等节点和契机，了解营养健康知识，增强营养健康理念。

二是关注权威官方的营养健康科普平台。通过"健康中国""中国营养与健康""国家食品安全风险评估中心""中国好营养""中国食品科学技术学会"等政府部门、科研院所和协会学会的官方公众号、视频号、抖音等渠道，获取日常膳食知识及技能。

三是阅读《中国居民膳食指南（2022）》《国民营养科普丛书》《成人慢性肾脏病食养指南（2024年版）》《儿童青少年生长迟缓食养指南（2023年版）》等8项食养指南，《"减油、增豆、加奶"核心信息》等工具书和指南文件，将营养健康知识及技能在日常膳食中实践落实。

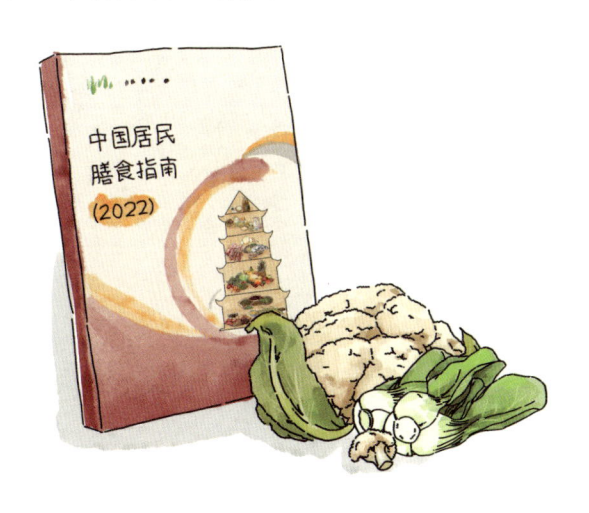

第十三章

健康零食适量吃，规律正餐要保持

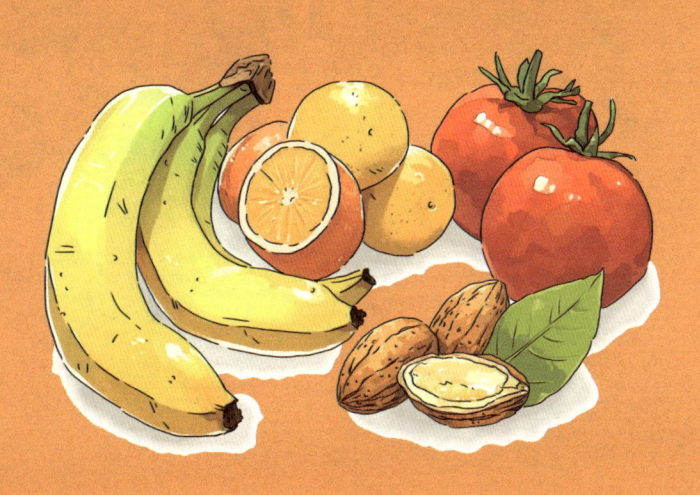

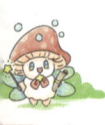

问题 129　吃零食对健康不利吗？你会使用零食扇面图吗

很多家长认为，零食等于垃圾食品，认为吃零食是不健康、没有营养的。事实上，这是一种误区。我们所指的零食是在一日三餐正餐之间的加餐，品种有很多种选择。《中国儿童青少年零食指南（2018）》绘制了儿童零食扇形图，将零食分为肉、蛋类，谷类，豆及豆制品类，果蔬类，奶及奶制品类，坚果类，薯类，饮料类，糖果、饮料类 9 类。将每类中所包含

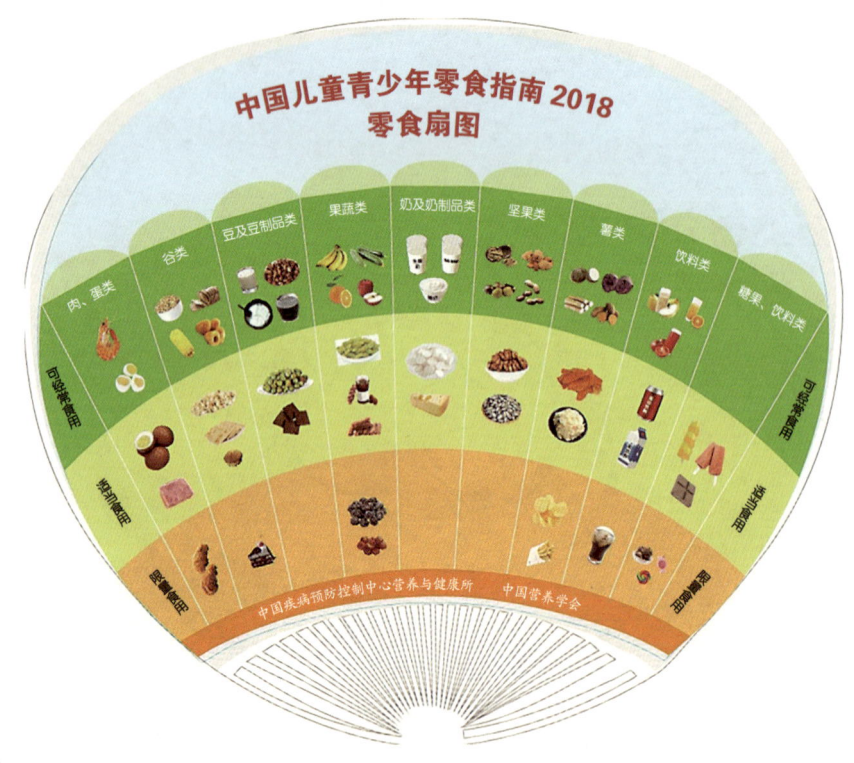

的常见零食划分至三个颜色区域，绿色区域内为可经常食用的零食，黄色区域内为适当食用，橙色区域内要限量食用。家长们可以根据扇形图了解零食特点，学会挑选健康零食，帮助和引导儿童青少年养成良好的饮食习惯。

问题 130 摄入零食的原则是什么呢

一是选择新鲜健康的零食，优选奶类、水果和坚果等食物，有助于提供生长发育所需的优质蛋白质、必需脂肪酸和微量营养素等。

二是少吃高盐、高糖、高脂以及烟熏、油炸零食，长期过量食用这些零食会增加超重肥胖以及高血压等慢性疾病的发生风险。

三是不喝含有酒精、咖啡因的饮料，避免对心、脑、肾、肺等机体器官产生损害进而影响生长发育。不喝或少喝含糖饮料，以避免引起超重肥胖和龋齿。

四是睡前不吃零食，避免影响消化吸收及睡眠质量。吃前要洗手，吃完要漱口，保持手和口腔卫生。

五是零食为正餐的补充，在不影响正餐的情况下可合理选择健康零食，分量要适当。丰富正餐种类，也能很好地避免儿童青少年摄入过多零食。

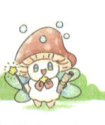

问题 *131* 哪些零食是优先选择的呢

可经常食用的零食包括低脂、低盐、低糖类食物，如煮玉米、全麦面包、香蕉、番茄、苹果、柑橘、纯鲜牛奶、纯酸奶等。奶类、水果和坚果是平衡膳食的重要组成部分，奶类富含钙、优质蛋白质和 B 族维生素等营养素，新鲜水果富含维生素、矿物质、膳食纤维等，坚果富含不饱和脂肪酸、矿物质、蛋白质、维生素 E 等，是儿童青少年零食的优选。

不同零食也可搭配食用。奶制品种类丰富，既可以放到正餐，也可以作为加餐和零食，不同种类换着吃，搭配水果、坚果，这样既能缓解饥饿又能控制过多能量摄入。乳糖不耐受人群可选酸奶或低乳糖奶，交通运输不便利地区可以选择奶粉。但要注意，含乳饮料不等于液态奶，果汁不能代替水果。

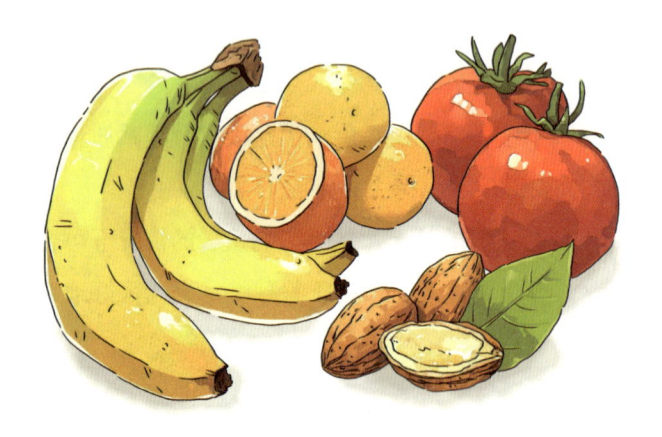

问题 132 哪些零食要尽量避免食用

限制食用的零食主要包括炸鸡腿、薯片、可乐、糖果等。儿童时期形成的食物口味偏好，可以保持到成年期，一旦形成不良饮食偏好，将来很难纠正。长期选择高盐、高糖和高脂肪的食物可增加发生肥胖、血脂异常、心脑血管疾病、糖尿病、龋齿和骨质疏松症等的风险。因此，儿童青少年要养成清淡口味的饮食习惯，尽量选择低盐、低脂和低糖零食，也要学会认读食品包装上的营养标签信息来科学选购零食。

问题 133 含糖饮料味道佳，但适合作为零食吗

含糖饮料包括碳酸饮料、果蔬汁饮料、运动饮料、茶饮料、含乳饮料、植物蛋白饮料和咖啡饮料等，是儿童青少年摄入添加糖的主要来源。过多饮用含糖饮料容易引起偏食、能量摄入过多，增加龋齿、肥胖、脂肪肝、糖尿病的发病风险，咖啡因还会影响大脑发育和功能，不利于儿童青少年生长。多数饮料含糖量在 8%～11%。按一听饮料 335 毫升计算，多数饮料含糖量可达 38 克，仅喝一听即远超过每日添加糖不超过 25 克的推荐摄入量。因此，家长要以身作则并鼓励儿童青少年多喝白开水，不喝或少喝含糖饮料，养成良好的饮水习惯。

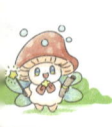

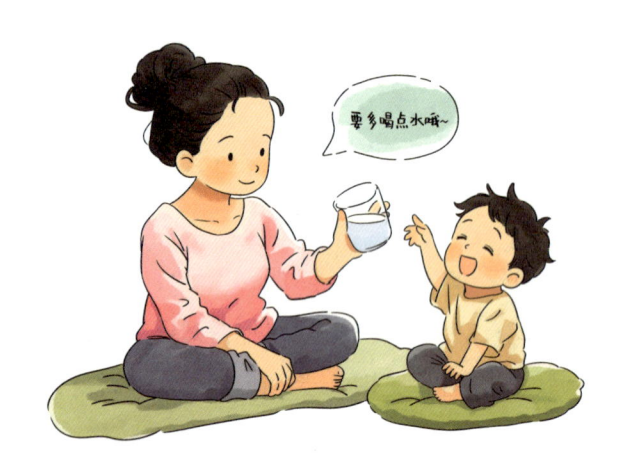

问题 134　选择什么时间吃零食？吃多少合适呢？吃零食要有哪些良好的习惯呢

　　早、中、晚三餐是规律饮食的重要组成，强调以正餐为主，少量摄入零食。每天吃零食要次数少，食用量小，零食提供的总能量不要超过每天总能量摄入的10%。吃零食的时间不离正餐时间太近，最好间隔1.5~2小时。淀粉含量高的零食易在口腔遗留残渣，如不及时清理，会导致牙菌斑的形成甚至龋齿的发生。为了保持口腔清洁和牙齿健康，应养成吃完零食及时漱口或刷牙的好习惯。睡前吃零食不利于口腔清洁，且增加胃肠道负担，不利于睡眠。因此，在睡前1小时内不宜吃零食。玩耍时避免进食以防呛咳，看电视时也要注意不要吃太多零食，保持健康饮食习惯。

问题 135 选择零食时除了注重种类选择，还需要注意什么呢

新鲜的食品含有其固有的营养成分，如新鲜的橘子、苹果、黄瓜、樱桃、番茄等，含有丰富的维生素、矿物质和膳食纤维。而加工的食物通常添加糖、盐等调味剂，并可能损失原有的营养成分，导致营养价值降低。如果汁、果脯或果干等水果加工制品，在加工过程中提高了含糖量，且损失了较多的维生素 C、膳食纤维等营养素，降低了原有的营养价值。因此，要尽量选择新鲜、天然的食物。此外，还应注意营养卫生，在正规的商店购买正规厂家生产的零食。为防止病从口入，在食用前还要查看食品是否过期，同时观察其感官和卫生状况，不买三无零食，不吃街头零食，避免因食用不卫生的食物引起中毒及胃肠道疾病。

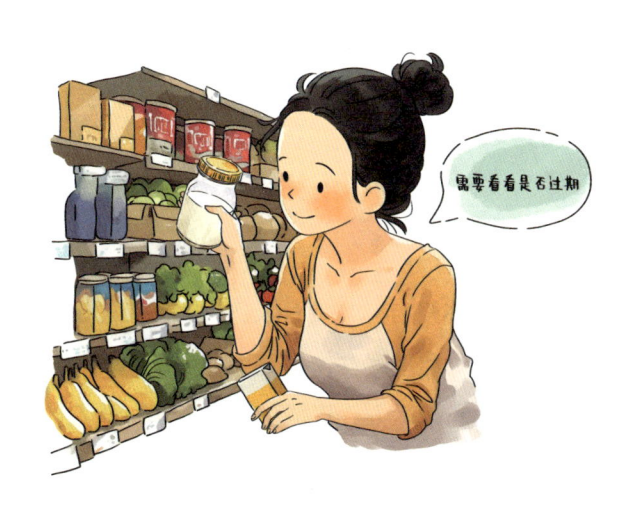

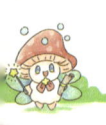

问题 136　2～5岁学龄前儿童如何选择零食呢

这是儿童生长发育的关键阶段，也是培养良好饮食行为的重要时期。这一阶段三顿丰富的正餐与两次适量的加餐是儿童获得全面营养的保障。如果需要添加零食，应遵循少量原则，且要选择健康零食。要教育儿童正确认识零食的特点，引导其选择新鲜、多样、易消化的健康零食。核心推荐如下：

一是吃好正餐，适量加餐，少量零食；

二是零食优选水果、奶类和坚果；

三是少吃高盐、高糖、高脂肪零食；

四是不喝或少喝含糖饮料；

五是零食应新鲜、多样、易消化、营养、卫生；

六是安静进食，谨防呛堵；

七是保持口腔清洁，睡前不吃零食。

问题 137　6～12岁学龄儿童如何选择零食呢

此阶段儿童体格与智力发育快速，运动能力、自主性、独立性增强，可接受和理解食物与健康的相关知识。学龄儿童期是良好饮食行为和生活方式形成的关键时期，儿童的饮食模式逐渐从学龄前期的三顿正餐、两次加餐向相对固定的一日三餐过渡，正餐食物摄入量有所增加。但由于饮食间隔时间较长，容易产生饥饿感，且由于学龄前饮食习惯的延续，容易产生零食消费需求。核心推荐如下：

一是以正餐为主，早餐合理，零食少量；

二是课间适量加餐，优选水果、奶类和坚果；

三是少吃高盐、高糖、高脂肪零食；

四是不喝或少喝含糖的饮料，不喝含酒精、含咖啡因的饮料；

五是零食新鲜、营养、卫生；

六是保持口腔清洁，睡前不吃零食。

问题 138　13～17岁青少年如何选择零食呢

这一时期的青少年身高和体重快速增长，对能量和营养素的需要量大，对食物选择的自主性和独立意识增强，生理发育和心理发育还不够完善，在面对学习负担重、困难或挫折时，情绪波动较大，容易产生冲动性食物消费，摄入较多不健康零食和饮酒等，甚至对某些零食产生依赖。这个阶段家长和老师对青少年零食消费行为应及时予以教育指导和监督管理，使其掌握营养与健康相关知识，养成科学规律的饮食习惯，合理选择和消费零食，保持膳食平衡，增进健康。核心推荐如下：

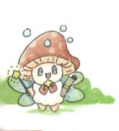

一是吃好三餐，避免零食替代；

二是学习营养知识，合理选择零食，优选水果、奶类和坚果；

三是少吃高盐、高糖、高脂肪及烟熏油炸零食；

四是不喝或少喝含糖饮料，不饮酒；

五是零食新鲜、营养、卫生；

六是保持口腔清洁，睡前不吃零食。

第十四章
吃动平衡，健康体重

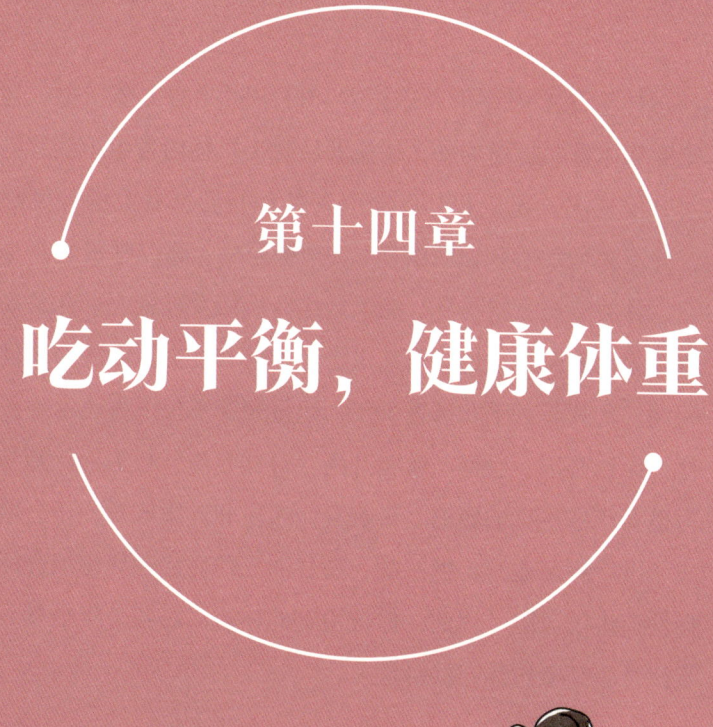

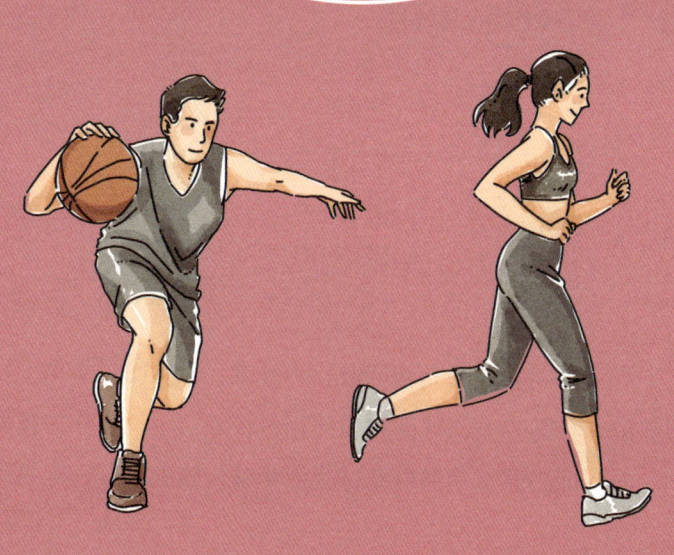

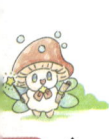

问题 139　超重肥胖对健康有什么影响呢

体重是客观评价人体营养和健康状况的重要指标。超重肥胖除体重明显增加外，还能够反映出机体内各组织器官的代谢分泌情况。超重和肥胖会引发各种与肥胖有关的并发症和合并症，增加心脑血管疾病、2型糖尿病、睡眠呼吸暂停综合征、骨关节病、脂肪肝、痛风、绝经后妇女乳腺癌、儿童高血压等的发病风险，还会引起焦虑、抑郁和社交障碍等心理健康问题。尤其是对于儿童青少年，超重肥胖不仅危害正常生长发育，导致血压、血糖、血脂升高，对其心理、行为、认知和智力也会产生不良的影响，影响身体素质和健康成长，还会增加成年以后患高血压、糖尿病、高甘油三酯血症和代谢综合征等慢性疾病的风险。因此，保持适宜的体重，对各个年龄段人群维持身心健康均具有重要意义。

问题 140　什么是苹果形和梨形身材？苹果形和梨形身材会带来哪些健康危害

苹果形身材主要是指四肢较为纤细，但脂肪过多集中在中间部位，腰围较大，臀部和腿部相对较为窄小，又称为腹型肥胖、向心性肥胖。苹果形身材会使肾脏、胰腺、肝脏等周围积

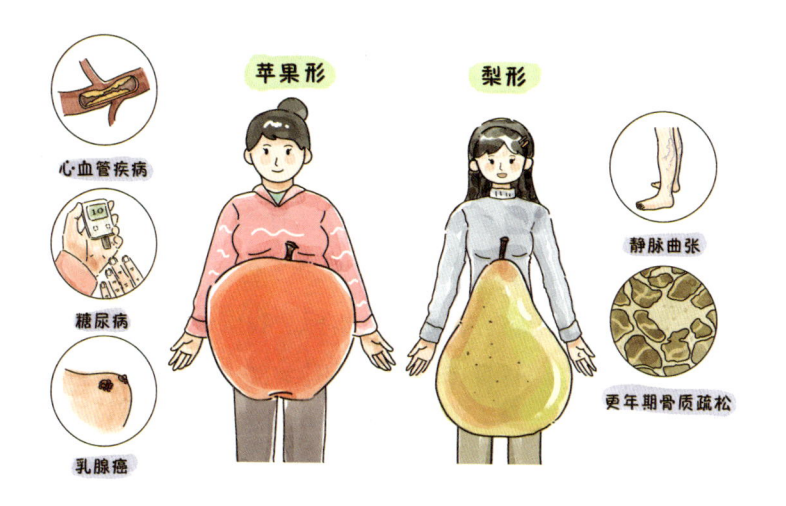

聚脂肪，从而产生代谢问题，增加心血管疾病、糖尿病、乳腺癌的发病危险。

梨形身材主要是指腰围较小，腹部较为平坦，但脂肪主要堆积在臀部和下肢，也被称为周围型肥胖。梨形身材的人容易患静脉曲张，因其产生的雌激素相对较少，在更年期易患骨质疏松症。

这两种身材均对健康有一定的危害，因此，在日常生活中，我们应当保证合理膳食和适宜的身体活动水平，并经常进行体重、腰围等的自我监测，保持健康体重。

问题 141 你知道什么是中心性肥胖吗

根据全身脂肪组织分布部位的不同，可将肥胖分为腹型肥胖和周围型肥胖。腹型肥胖又被称为中心性肥胖或内脏型肥胖，即脂肪主要积聚在腹腔内，内脏脂肪增加，腰围大于臀围，此类肥胖者成年期发生各种并发症的危险性较高，更易患心脑血管疾病、糖尿病等。不健康的饮食行为、低身体活动水平和静态生活方式等是影响中心性肥胖发生、发展的重要环境因素。关于腹部脂肪分布的测定指标，我国通常用腰围法判定，当男性腰围≥85厘米、女性腰围≥80厘米时，为中心性肥胖。

问题 142　一般人群如何判定健康体重

我们常说减重时要管住嘴、迈开腿，这揭示了食物摄入量和身体活动量是保持能量平衡、维持健康体重的两个关键因素。长期能量摄入量大于能量消耗量可导致体重增加，甚至造成超重或肥胖；摄入量不足可导致体重减轻或消瘦。目前常用的健康体重判断指标是体重指数（BMI），即体重（kg）/身高（m）的平方。我国 18～64 岁成年人健康体重的 BMI 应保持在 18.5～23.9 kg/m^2。体重过重或过轻都会增加多种疾病风险，对健康不利。因此，在日常生活中，要保持适宜的食物摄入量与充足的身体活动量，以维持健康体重。

问题 143　老年人群的适宜 BMI 为多少

俗话说"有钱难买老来瘦"，这种观念其实是错误的。当老年人体重在短时间内出现大幅减轻时，可能是膳食能量、蛋白质、微量营养素等摄入不足的表现，营养不良将引起代谢能力降低、抵抗力下降、骨折可能性增加、损伤及外科伤口愈合缓慢、无法很好地应对应激状态、增加多种疾病发生风险等一系列影响，应及时警惕和预防这种现象的发生。老年人群按照年龄可划分为一般老年人（65~79岁）和高龄老年人（80岁及以上）。一般老年人的适宜 BMI 应略高于成年人，为 20.0~26.9 kg/m^2。高龄老年人体重更不宜过低，其适宜的 BMI 为 22.0~26.9 kg/m^2。合理补充营养可获得适宜的 BMI，有益老年人身心健康，延缓功能衰退。

问题 144　怎样吃有利于保持健康体重呢

合理膳食是做到健康体重的基础。

一是要合理摄入。结合年龄、性别、体重、身体活动水平

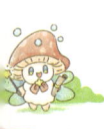

以及孕期、疾病等不同状态，确定每天需要的能量，合理分配三餐中食物摄入量。

二是食不过量。依据中国居民平衡膳食宝塔，均衡摄入谷薯杂豆类、蔬菜水果类、鱼禽肉蛋奶类、大豆坚果类，合理搭配食物，保持能量和营养素的平衡，控制烹调用油盐。

三是建立健康的饮食行为。定时、定量、规律进餐，细嚼慢咽，避免过度饥饿和进食过快而导致进食过量。减少在外就餐次数，学会查看食品营养标签，减少高能量超加工食品的摄入。

问题 145 如何保证充足的身体活动

充足的身体活动不仅有助于保持健康体重，还能够增强体质，降低心血管疾病、癌症等慢性病的发生风险，也有助于调节心情、缓解焦虑，改善认知、睡眠和生活质量。各年龄段人群均应每天进行日常活动和运动，每天进行主动身体活动6000步（消耗240kcal），相当于游泳30分钟或瑜伽60分钟。或者每周至少进行5天中等强度身体活动，如快速步行、跳舞、休闲游泳及做家务等，每天可以分2~3次完成，每周累计150分钟以上。鼓励适当进行高强度有氧运动，如慢跑、健身操、快速蹬车、打球等，加强抗阻运动，多动多获益。减少久坐时间，每小时起来动一动。

各类活动10分钟内能量消耗参考表

活动名称	能量消耗参考值(kcal)
做饭	25
拖地	35
快走	40
骑车	40
瑜伽	40
跳舞	50
篮球	60
足球	70
慢跑	70
游泳	80
跳绳	100

问题 146 你知道常见食物的能量吗？摄入后需要运动多久可以消耗掉

高能量食物通常是指提供400kcal/100克以上能量的食物，如油炸食品、含糖烘焙糕点、糖果、肥肉等；全谷物、蔬菜和水果一般为低能量食物。

大米50克可蒸出100克米饭、供能160kcal，游泳20分钟可消耗掉；

土豆半个约100克、供能90kcal，快走10分钟+做饭20分钟可消耗掉；

鸡蛋1颗约50克、供能80kcal，骑车20分钟可消耗掉；

蔬菜1捧约100克、依种类不同供能15～35kcal，拖地5～10分钟可消耗掉；

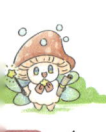

鱼虾贝类 50 克、供能 50～60kcal，打篮球 8～10 分钟可消耗掉；

瘦肉 1 手掌大小约 50 克、供能 55kcal，做瑜伽 15 分钟可消耗掉；

瓜子仁 1 小捧约 10 克（含脂肪 5 克）、供能 50kcal，跳舞 10 分钟可消耗掉；

全脂牛奶 1 盒约 200 毫升、供能 110kcal，慢跑 15 分钟可消耗掉。

问题 147 怎么判断和监测吃动平衡呢

保持吃动平衡对维持健康体重具有重要作用。每天摄入的食物量可根据一天能量需要计算得出，我国成年人（18～49 岁）低身体活动水平者能量需要量为男性 8.58～9.00MJ（2050～2150kcal），女性 7.11MJ（1700kcal）。一般成年人的能量消耗由 60%～70% 基础代谢、15%～30% 身体活动和 5%～10% 食物热效应构成。身体活动包括职业性身体活动、交通往来活动、家务活动和休闲时间进行的身体活动，为 240～360kcal。

体重变化是判断一段时期内能量平衡与否最简便易行的指标，也是判断吃动是否平衡的指标。经常称一下早晨空腹时的体重，根据体重变化情况适当调整食物摄入量和身体活动量。

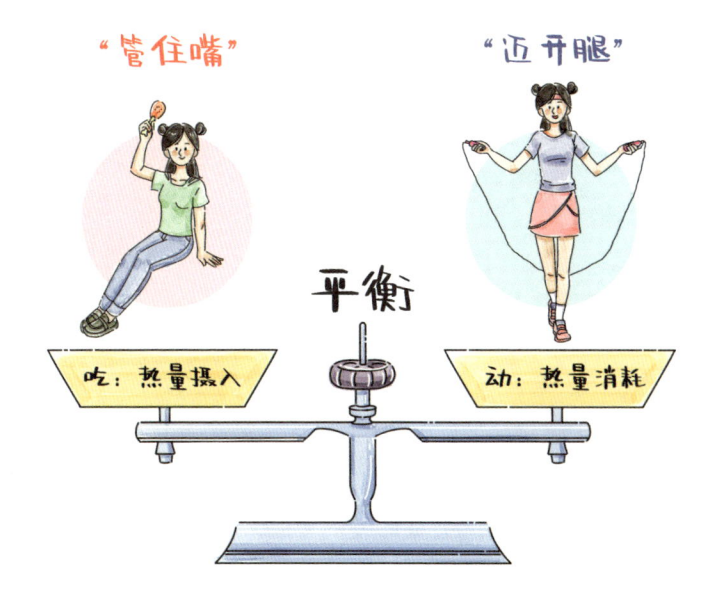

如果发现体重持续增加或减轻，就应引起重视。

问题 148 儿童青少年如何通过饮食改善超重肥胖呢

国家卫生健康委办公厅印发的《儿童青少年肥胖食养指南（2024年版）》根据儿童青少年肥胖特点，提出了六条食养原则和建议：一是小份多样，保持合理膳食结构；二是辨证施食，因人、因时、因地制宜；三是良好饮食行为，促进长期健康；四是积极身体活动，保持身心健康；五是多方合作，创造社会支持环境；六是定期监测，科学指导体重管理。同时，在附录中详细介绍了肥胖儿童青少年的食物选择，肥胖不同证型

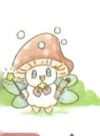

食药物质推荐和食养方举例,以及西北、西南、东南、东北、中部等不同地区,冬春季和夏秋季等不同季节食谱示例和常见食物交换表等工具。其中,每个地区至少列举了 3 天的带量食谱(含食药物质),可参考使用。

问题 149 成人如何通过饮食改善超重肥胖呢

国家卫生健康委办公厅印发的《成人肥胖食养指南(2024年版)》根据肥胖的疾病特点和中医辨证分型,提出了六条食养原则和建议:一是控制总能量摄入,保持合理膳食;二是少吃高能量食物,饮食清淡,限制饮酒;三是纠正不良饮食行为,科学进餐;四是多动少静,睡眠充足,作息规律;五是食养有

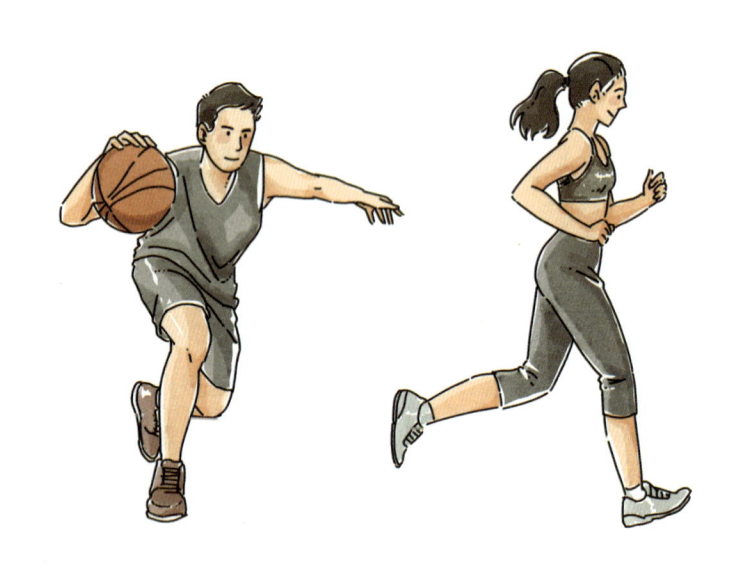

道，合理选择食药物质；六是安全减重，达到并保持健康体重。同时，在附录中详细描述了成人肥胖患者的食物选择，不同证型推荐食药物质和食养方举例，以及东北、西北、华北、华东、华中、西南、华南等不同地区，春、夏、秋、冬等不同季节的食谱示例和常见食物交换表等工具。其中，每个地区、每个季节列举了3个能量水平的食谱（含食药物质），可参考使用。

问题 150　老年人如何保持健康体重

老年人可以通过规律健康的饮食和身体活动，保持适宜体重。

一是注重合理膳食，丰富食物品种，多种方式鼓励进食。选择营养密度和生物利用率高的鱼、禽、肉、蛋和奶豆类

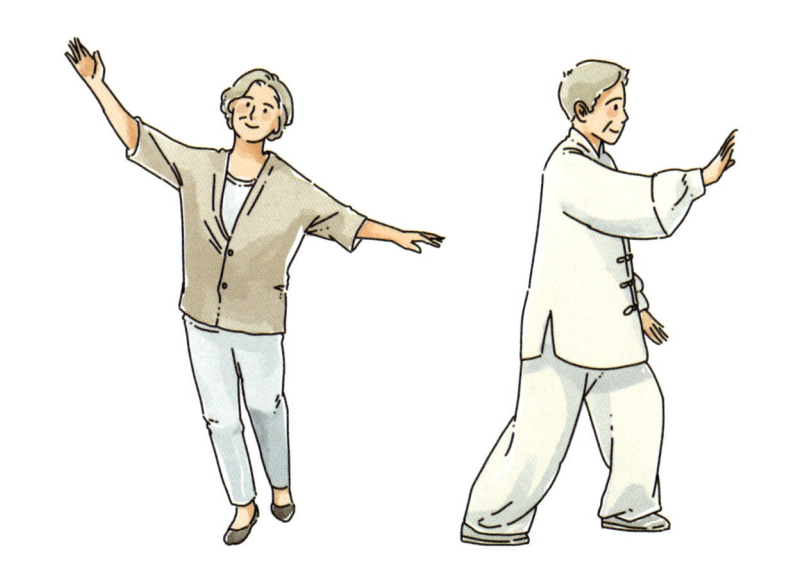

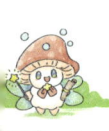

食物，以及适量的蔬菜和水果，以保证所需的能量和营养素摄入。精细烹制，保证质地细软，适应老年人的咀嚼和吞咽能力。

二是在保证安全的情况下，坚持开展多类身体活动和益智活动。减少静坐躺卧，改善骨质疏松，延缓肌肉衰减。强调平衡训练，需氧和抗阻活动有机结合，尤其是户外活动，保持心肺、运动和神经系统功能。

三是每年参加1～2次健康体检，评估身体营养状况，合理选择食物。定期测量体重，通过饮食和身体活动进行适度调整，维持体重在稳定范围内，做好健康管理。

参考文献

［1］中国营养学会.中国居民膳食指南（2022）［M］.北京：人民卫生出版社，2022.

［2］中国营养学会.中国居民膳食营养素参考摄入量（2023）［M］.北京：人民卫生出版社，2023.

［3］中国疾病预防控制中心营养与健康所，中国营养学会.中国儿童青少年零食指南（2018）［M］.北京：人民卫生出版社，2018.

［4］杨月欣，葛可佑.中国营养科学全书［M］.北京：人民卫生出版社，2019.

［5］杨月欣.中国食物成分表标准版（第6版一册）［M］.北京：北京大学医学出版社，2018.

［6］杨月欣.中国食物成分表标准版（第6版二册）［M］.北京：北京大学医学出版社，2019.

［7］中国营养学会.中国居民膳食指南科学研究报告（2021）［M］.北京：人民卫生出版社，2022.

［8］姜红如，王志宏.营养天天学，健康全方位［M］.北京：中国人口出版社，2022.

［9］姜红如，王志宏.营养每周记，健康我做主［M］.北京：中国人口出版社，2022.